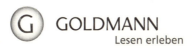

Buch

Endlich wieder unbeschwert und ohne Angst essen – für immer mehr Menschen ein Traum. Beschwerden nach dem Essen wie Durchfall, Blähungen oder Übelkeit, eine laufende Nase und Atembeschwerden oder Völlegefühl und Antriebslosigkeit können auf eine Nahrungsmittel-Intoleranz hindeuten. Oft aber dauert es Monate bis zur richtigen Diagnose. Denn neben den bekanntesten Auslösern Gluten und Laktose können auch Fructose, Getreide, Ballaststoffe, Sorbit, Histamin und Glutamat starke Symptome verursachen oder gar in Wechselwirkung zueinander treten. Dr. med. Maximilian Ledochowski forscht seit vielen Jahren zu Nahrungsmittel-Intoleranzen und gilt als Pionier auf diesem Gebiet. In diesem Buch vermittelt er einen kompakten Überblick über die gängigen Nahrungsmittelunverträglichkeiten. Mit einem großen Selbsttest und zahlreichen Checklisten können Patienten ihre Auslöser eingrenzen. Damit sind sie bestens vorbereitet auf den Arztbesuch und wissen, worauf es bei der Diagnostik ankommt. Praktische Ernährungstipps für den Alltag sorgen für Soforthilfe bei der Ernährungsumstellung. So wird ein genussvolles Leben wieder möglich.

Autor

Univ.-Doz. Dr. med. Maximilian Ledochowski gilt im deutschsprachigen Raum als einer der Pioniere in der Lebensmittelintoleranz-Forschung. Als Internist und Ernährungsmediziner forscht und arbeitet er an der Uniklinik Innsbruck, wo er auch eine eigene Praxis betreibt.

Univ.-Doz. Dr. med.
Maximilian Ledochowski

Genussvoll leben trotz Nahrungsmittel-Intoleranzen

Fruktose – Laktose – Histamin – Gluten
Getreide – Ballaststoffe

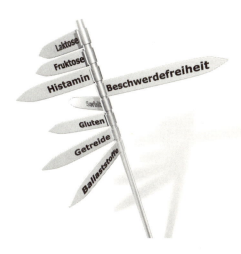

GOLDMANN

Alle Ratschläge in diesem Buch wurden vom Autor und vom Verlag sorgfältig erwogen und geprüft. Eine Garantie kann dennoch nicht übernommen werden. Eine Haftung des Autors beziehungsweise des Verlags und seiner Beauftragten für Personen-, Sach- und Vermögensschäden ist daher ausgeschlossen.

Wichtiger Hinweis: Wie jede Wissenschaft ist die Medizin ständigen Entwicklungen unterworfen. Soweit in diesem Werk eine Dosierung oder eine Applikation erwähnt wird, darf der Leser zwar darauf vertrauen, dass Autor und Verlag große Sorgfalt darauf verwandt haben, dass diese Angabe dem Wissensstand bei Fertigstellung des Werkes entspricht. Für Angaben über Dosierungsanweisungen und Applikationsformen kann vom Verlag jedoch keine Gewähr übernommen werden. Jeder Benutzer ist angehalten, durch sorgfältige Prüfung der Beipackzettel der verwendeten Präparate und gegebenenfalls nach Konsultation eines Spezialisten festzustellen, ob die dort gegebene Empfehlung für Dosierung oder die Beachtung von Kontraindikationen gegenüber der Angabe in diesem Buch abweicht. Eine solche Prüfung ist besonders wichtig bei selten verwendeten Präparaten oder solchen, die neu auf den Markt gebracht worden sind.
Jede Dosierung oder Applikation erfolgt auf eigene Gefahr des Benutzers.

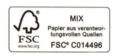

Verlagsgruppe Random House FSC-DEU-0100
Das für dieses Buch verwendete FSC®-zertifizierte Papier
Classic 95 liefert Stora Enso, Finnland.

1. Auflage
Vollständige Taschenbuchausgabe Februar 2013
Wilhelm Goldmann Verlag, München,
in der Verlagsgruppe Random House GmbH
© 2009 Trias Verlag in MVS Medizinverlage Stuttgart GmbH & Co. KG, Stuttgart
Umschlaggestaltung: Uno Werbeagentur, München
Umschlagillustration: FinePic®
Redaktion: Susanne Warmuth, Anne Bleick
Satz: Barbara Rabus
Druck und Bindung: GGP Media GmbH, Pößneck
CB · Herstellung: IH
Printed in Germany
ISBN 978-3-442-17340-2

www.goldmann-verlag.de

Inhalt

Liebe Leserin, lieber Leser 11

1 Einführung

Wie entstehen Nahrungsmittelunverträglichkeiten? 17

Unser Verdauungssystem 18
  Der Weg der Nahrung 19
  Einflüsse auf die Darmflora 22
  Einflüsse auf das Ökosystem Darm 24

Die Rolle der modernen Ernährung 29
  Die unbekannten Seiten des Fortschritt 30
  Die Globalisierung auf dem Teller 31
  »Schöne, neue Ernährungswelt« 33

Ballaststoffe – schlechter als ihr Ruf? 34
  Die bunte Schar der Ballaststoffe 35
  Ballaststoffe sind für jeden anders 37

Welche Unverträglichkeiten gibt es? 41

Inhalt

2 Symptome

Wie zeigen sich Nahrungsmittelunverträglichkeiten? 47

Welche Beschwerden sind typisch? 48
   Verdauungsprobleme 50
   Allergische oder allergieähnliche Reaktionen 53
   Weitere mögliche Symptome 54

So können Sie sich selbst testen 56
   Selbstdiagnose bei Verdacht auf Laktoseintoleranz 57
   Selbstdiagnose bei Verdacht auf Fruktoseintoleranz 60
   Selbstdiagnose bei Verdacht auf Histaminintoleranz 62
   Auslassdiäten 64

3 Diagnostik

So untersucht der Arzt 73

Die wichtigsten Untersuchungen 74
   Die Anamnese 75
   Atemtests 76
   Die Allergieaustestung 79

Inhalt

Differenzialdiagnose – Was könnte es noch sein?	82
Erkrankungen im Magen-Darm-Bereich	83
Hautkrankheiten	84

4 Wissen

Die Unverträglichkeiten im Einzelnen	91
Fruchtzuckerunverträglichkeit	92
Was ist der Unterschied zwischen Fruktosemalabsorption und Fruktoseintoleranz?	94
Die Aufnahme von Zucker aus dem Darm	95
Welche Beschwerden können auftreten?	96
Weitere mögliche Begleiterscheinungen	97
Wie wird eine Fruktosemalabsorption festgestellt?	104
Welche Nahrungsmittel sollte man meiden?	105
Was tun, wenn die Beschwerden trotz Diät nicht verschwinden?	107
Häufig besteht eine kombinierte Fruktose- und Sorbitunverträglichkeit	110
Laktoseintoleranz	115
Wie kommt es dazu?	116
Welche Beschwerden sind typisch?	122
Weniger typische Beschwerden	124
Positive und negative Einflüsse auf die Laktoseintoleranz	125

Wie wird eine Laktoseintoleranz festgestellt? 126
Die Ernährung umstellen 128
Enzymersatztherapie mit Laktase 136
Wann ist eine antibiotische Therapie nötig? 138
Therapie der »funktionellen Laktoseintoleranz« 139

Histaminintoleranz 142
Welche Beschwerden können auftreten? 143
Wie wird eine Histaminintoleranz festgestellt? 146
Wie lässt sich eine Histaminintoleranz behandeln? 149
Verringern Sie die Histaminzufuhr 151
Wie hält man die Histaminfreisetzung gering? 152
Wie Sie den Histaminabbau beschleunigen können 156
Die Histaminwirkung medikamentös blockieren 157
Medikamente, um die Histaminfreisetzung zu hemmen .. 158

Gluten- und Getreideunverträglichkeiten 159
Zöliakie (einheimische Sprue) 161
Wie wird die Diagnose »Zöliakie« gestellt? 164
Bei Zöliakie ist eine glutenfreie Diät nötig 168
Was tun, wenn die glutenfreie Diät nicht anschlägt? 168
Glutensensitives Reizdarmsyndrom 172
Diagnose des glutensensitiven Reizdarmsyndroms 174
Behandlung des glutensensitiven Reizdarmsyndroms ... 176
Unverträglichkeitsreaktionen auf andere
Getreide-Inhaltsstoffe als Gluten 176

Nahrungsmittelallergien 184
Was ist eine Allergie, was sind Allergene? 184
Kreuzallergien und pollenassoziierte
Nahrungsmittelallergien 186

Welche Faktoren können die Entstehung
von Allergien beeinflussen? 190
Wie werden (Nahrungsmittel-)Allergien behandelt? 194

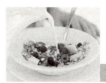

5 Kombinationen

Eine Unverträglichkeit kommt selten allein 199

Wie kommt es zu Mehrfachintoleranzen? 200
Im Labyrinth der Verbote 201
Über Geschmack lässt sich (nicht?) streiten 202
»Verbesserte« Lebensmittel und die liebe
Gewohnheit 203
Die Auswirkungen der »gesunden« Ernährung 205
Häufige Kombinationen von Nahrungsmittel-
unverträglichkeiten 207

Was kann man tun? 209
Schritt 1: Magen-Darm-Erkrankungen ausschließen 209
Schritt 2: Bei einer Laktoseintoleranz muss die
Form abgeklärt werden 210
Schritt 3: Bei mehreren Intoleranzen möglichst
eine medikamentös behandeln 211
Schritt 4: Nur die verbleibenden Intoleranzen
müssen diätetisch behandelt werden 211
Fruktose- plus Sorbitintoleranz 212
Laktose- plus Fruktoseintoleranz 213

Histaminintoleranz und Glutamatunverträglichkeit 213
Histaminintoleranz mit Laktose- oder
Fruktoseintoleranz 215
Gluten-, Kasein- und Histaminunverträglichkeit 215
Nahrungsmittelallergie plus -unverträglichkeit 216

6 Praxistipps

Wie gelingt die Umsetzung im Alltag? 223

Häufige Fragen und ihre Antworten 224

Fragen zu:

Kostenübernahme 224
Fruktoseintoleranz 225
Laktoseintoleranz 227
Zöliakie 230
Histaminintoleranz 231
probiotischen Produkten 231
Sport und Intoleranzen 232
Nahrungsergänzungsmitteln 232

Service 235

Bücher zum Weiterlesen 235
Hilfreiche Internetadressen 235
Register 236
Bildnachweis 239

Liebe Leserin, lieber Leser,

Hat man bei Ihnen eine Fruktose-, Sorbit-, Laktose- oder Histaminintoleranz festgestellt oder eine Kombination verschiedener Nahrungsmittelintoleranzen? Oder vertragen Sie vielleicht kein Obst, keine Milchprodukte, keinen Fisch oder keinen Alkohol und wüssten gerne, was dahintersteckt? Leiden Sie unter Bauchschmerzen, Blähungen, Durchfall oder Verstopfung, ohne dass man dafür eine »organische« Ursache hat finden können? Hat man Ihnen erklärt, dass Sie an einem »Reizdarmsyndrom« leiden und eben damit leben müssten?

Schätzungen zufolge vertragen etwa 80 Prozent der Bevölkerung im deutschsprachigen Raum kein Sorbit, rund 33 Prozent können keinen Fruchtzucker und etwa 25 Prozent keinen Milchzucker vertragen. Und das Reizdarmsyndrom gehört zu den Krankheiten mit den schnellsten Zuwachsraten: In manchen Regionen Europas sollen bereits fast 25 Prozent der Einwohner daran leiden – an einer Erkrankung, die immer noch zu den psychosomatischen Krankheiten gezählt wird.

Während auf der einen Seite die Lebensmittelindustrie nach wie vor wenig Anstrengungen unternimmt, sich mit dem Problem der Nahrungsmittelunverträglichkeiten ernsthaft auseinanderzusetzen, entsteht auf der anderen Seite ein neuer Wirtschaftszweig, der laufend neue Methoden zur Diagnostik von Nahrungsmittelunverträglichkeiten entwickelt und diese oft über das Internet, über Ernährungsberater oder auch Ärzte anbietet. Die meisten dieser Untersuchungsmethoden sind nie wissenschaftlich untersucht worden. Das Ergebnis ist aber stets eine lange Liste von verbotenen oder empfohlenen Nahrungsmitteln.

Trotz strenger Einhaltung aller vorgeschriebenen Diäten erfahren viele Menschen keine Besserung. Je schlechter es ihnen geht, desto mehr versuchen sie, sich »gesund« zu ernähren. Oft geben sie viel Geld aus, um sich teure Spezialnahrungsmittel aus Reformhäusern oder Nahrungsergänzungsmittel aus Drogerien zu kaufen. Doch nicht selten kommt es gerade durch das Bestreben, sich besonders gesund zu ernähren, zu einer Zunahme der Beschwerden. So ging es auch Anna K. (Name geändert).

Ein typischer Fall

Anna K. war etwas übergewichtig und litt wie ihre Mutter an Diabetes, der aber noch mit Medikamenten behandelt werden konnte. Frau K. kaufte nicht nur für ihre Mutter, sondern auch für sich selbst immer Diabetikerprodukte. Obst, Gemüse, Ballaststoffe sowie reichlich Milch und Milchprodukte standen täglich auf ihrem Speiseplan. Ganz so, wie es in allen Gesundheitsratgebern oder Fernsehsendungen zu diesem Thema geraten wird.

Schon seit Jahren litt Anna K. an Blähungen, doch sie glaubte, das sei »normal«. Erst als sich chronischer Durchfall dazugesellte und sie sich nach jedem Essen »wie betrunken fühlte«, ging Frau K. zum Arzt. Der stellte mit einem Atemtest eine Fruchtzuckerunverträglichkeit fest und verbot ihr, Fruchtsäfte zu trinken und zu viel Obst zu essen. Kurzfristig besserten sich ihre Beschwerden, aber schon bald war alles wieder beim Alten. Mit einem weiteren Atemtest stellte ihr Hausarzt eine Sorbitintoleranz fest und verbot ihr sämtliche Diabetikerprodukte. Wieder trat eine Besserung ein, aber auch hier war der Erfolg nur vorübergehend.

Nun hatte Frau K. Angst, nicht genügend Vitamine und Spurenelemente zu sich zu nehmen. Sie kaufte sich deshalb Brausetabletten und konsumierte noch mehr Milch und Milchprodukte, um ja keine »Mangelerscheinungen« zu bekommen. Als die Probleme nicht weniger, sondern mehr wurden, suchte sie erneut ihren Hausarzt auf, der nun einen »großen Nahrungsmittelunverträglichkeits-Test« veranlasste und sie außerdem an eine gastroenterologische Ambulanz überwies. Dort wurde eine Laktoseintoleranz festgestellt; zusätzlich zu den bisherigen Diäten sollte Frau K. eine laktosefreie Diät einhalten, was jedoch wieder nicht zu einer anhaltenden Besserung führte.

Nach einer neuerlichen Untersuchung in der gastroenterologischen Spezialambulanz mit Magen- und Dickdarmspiegelung wurde die Diagnose Reizdarmsyndrom gestellt. »Damit müssen Sie leben lernen«, sagte man Frau K. und bot ihr an, sie zum Psychotherapeuten zu überweisen, damit sie mit ihrer Krankheit besser umgehen lernt.

Ihrem Hausarzt lag inzwischen das Ergebnis des Tests auf Nahrungsmittelunverträglichkeiten vor: Von den 300

> untersuchten Lebensmitteln waren angeblich 150 unverträglich für Frau K. Mit Tränen in den Augen kam sie schließlich in meine Sprechstunde und wollte wissen, was sie denn überhaupt noch essen darf: Fruchtzucker, Sorbit, Milch und Milchprodukte sowie 150 andere Lebensmittel musste sie schon weglassen – da blieb nicht mehr viel zum Abwechseln übrig. Und trotz dieser Einschränkungen waren ihre Beschwerden nach wie vor vorhanden, und ihre Zuckerkrankheit wurde immer schlechter.
>
> Im Fall von Frau K. konnte eine Unverträglichkeit von einem Brotbestandteil gefunden werden. Nachdem sie den vermied, heilten auch die Laktoseintoleranz und die Fruktoseintoleranz aus, nur die Sorbitintoleranz blieb weiter bestehen. Aber auf Sorbit konnte sie am leichtesten verzichten, noch dazu musste sie nicht mehr so viel Geld für die teuren Diabetikerprodukte ausgeben. Mit der Verbesserung ihrer Verdauungsbeschwerden verbesserten sich auch Stimmung und Antrieb. Sie hatte wieder mehr Spaß an Bewegung, nahm Gewicht ab und konnte die Diabetesmedikamente absetzen. Obwohl – oder gerade weil – sie keine Diabetikerprodukte mehr zu sich nahm.

Diese Patientengeschichte soll nur als Beispiel für zahlreiche andere, ähnlich verlaufene Fälle dienen. Gerade das Bestreben, sich gesünder zu ernähren, führt oft zum gegenteiligen Effekt. Warum das so ist, wird später in diesem Buch näher erklärt.

Nahrungsmittelunverträglichkeiten zeichnen sich durch eine sehr hohe Komplexität aus. Oft kommt es erst durch das Zusammenspiel verschiedener Faktoren zu Unverträglichkeitsreaktionen. So kann ein und dasselbe Nahrungsmittel bei einer Gelegenheit eindeutige Unverträglichkeitsreaktionen hervorrufen und bei einer anderen problemlos verzehrt werden. Dies führt bei den Betroffenen verständlicherweise zu Verunsicherung.

In diesem Buch werde ich einige sehr häufig vorkommende Unverträglichkeitsreaktionen und die Zusammenhänge zwischen ihnen beschreiben und außerdem die kleinen, aber bedeutenden Unterschiede zwischen Nahrungsmittelunverträglichkeit und -allergie erklären. Sie sollen erfahren, was Sie selbst tun können und worauf Sie achten müssen, wenn Sie professionelle Hilfe suchen. Ich möchte Sie auch dazu ermuntern, sich in Selbsthilfegruppen zusammenzuschließen. Hier können Sie nicht nur mit anderen Betroffenen Erfahrungen und Rezepte austauschen, sondern auch als Gruppe in Erscheinung treten und öffentlich auf die zunehmende Bedeutung von Nahrungsmittelunverträglichkeiten hinweisen.

Maximilian Ledochowski, Innsbruck

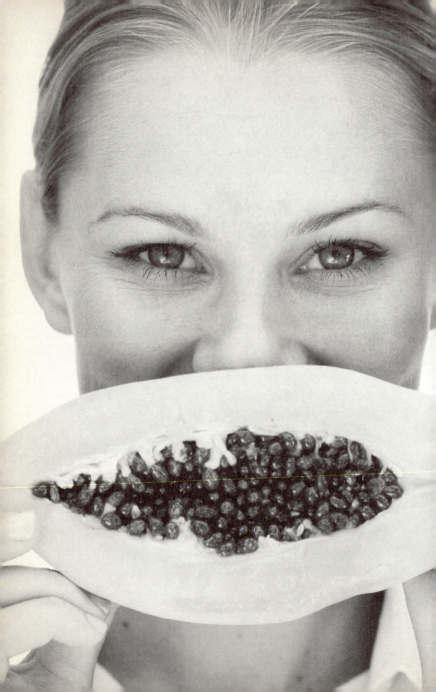

1 Einführung

Wie entstehen Nahrungsmittelunverträglichkeiten?

Nehmen Nahrungsmittelunverträglichkeiten zu, werden sie nur öfter diagnostiziert, oder sind sie gar nur eine Modeerscheinung? Wahrscheinlich liegt die Wahrheit irgendwo dazwischen. Auch wenn es zunächst überraschend klingt: Hauptgrund für die wachsende Zahl von Nahrungsmittelunverträglichkeiten sind einige Errungenschaften der modernen Zivilisation.

VERDAUUNG

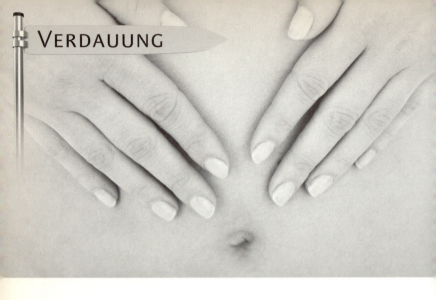

Unser Verdauungssystem

Mit Essen und Trinken führen wir unserem Körper Brennstoff (Energie) und Baumaterial (für die Zellneubildung) zu. Der Verdauungsapparat hat dabei nicht nur die Aufgabe, die aus Speisen und Getränken stammenden »Rohmaterialien« so weit aufzubereiten, dass sie in den Körper aufgenommen werden können. Er muss auch die Aufnahme der Nährstoffe regeln und für die Ausscheidung der nicht verdaubaren Nahrungsreste sorgen.

Das Verdauungssystem hat dabei keine Wahl: Es muss alles, was wir uns »einverleiben«, in irgendeiner Weise be- und verarbeiten. Wenn die Zusammensetzung oder die Auswahl der Nahrung nicht dem entspricht, worauf das System im Lauf der Evolution optimiert wurde, kann es zu Problemen kommen, die sich dann oft als Nahrungsmittelunverträglichkeiten äußern.

Der Weg der Nahrung

Die Verdauung beginnt bereits im Mund. Durch das Kauen wird die Nahrung mechanisch zerkleinert. Gleichzeitig bilden die Speicheldrüsen Sekret, welches unter anderen das Verdauungsenzym Amylase enthält. Dieses hat die Aufgabe, die Kohlenhydrate in seine Zuckerbausteine aufzuspalten. Das ist der Grund, warum zum Beispiel Brot süßlich schmeckt, wenn man es lange genug kaut.

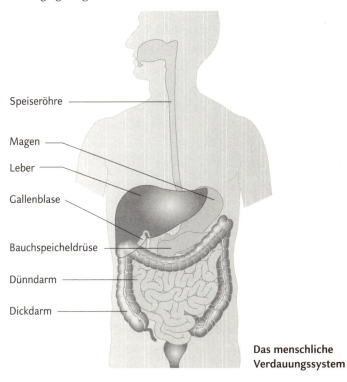

Das menschliche Verdauungssystem

Wie entstehen Nahrungsmittelunverträglichkeiten?

Der Magen stellt nicht nur ein Reservoir für die aufgenommenen Speisen dar, sondern hat ebenfalls Verdauungsfunktionen: Er spaltet Eiweiße (mit Pepsin) und Fette (mit Lipasen) auf und verdaut sie somit vor. Durch die Bildung von Magensäure werden die meisten Bakterien, die mit der Nahrung aufgenommen wurden, abgetötet. Außerdem führt die Magensäure zur Zerstörung von eiweißhaltigen Allergenen und schützt so in gewisser Weise vor der Entstehung von Allergien. Diese notwendigen Eigenschaften der Magensäure werden durch die leider viel zu oft verwendeten Säureblocker und Antazida (magensäurebindende Mittel) oft zunichte gemacht. Man nimmt an, dass ein Teil der Nahrungsmittelallergien auch auf den wachsenden Einsatz von immer wirksameren säureblockierenden Medikamenten zurückgeht.

Die wichtigsten Verdauungsstationen sind der Dünndarm und der Dickdarm. Ihre Aufgaben sind allerdings so unterschiedlich, dass man fast von zwei verschiedenen Organen sprechen könnte.

Der Dünndarm als zentraler Umschlagplatz

In den Dünndarm schütten Gallenblase und Bauchspeicheldrüse Verdauungssäfte aus, die Fette, Kohlenhydrate und Eiweiße (Proteine) aus der Nahrung in ihre Bestandteile zerlegen. Anschließend sorgen verschiedene »Pumpen« in der Darmwand dafür, dass diese Bausteine aus dem Darm in die Blutbahn transportiert werden und so dem Körper für den Stoffwechsel zur Verfügung stehen. Dieser Vorgang heißt Resorption. Substanzen, die im Dünndarm nicht aufgespalten werden können, und Nahrungsbestandteile, die die Transporter nicht wegzuschaffen vermögen, gelangen als »Ballaststoffe« in den Dickdarm. Diese nicht aufgenommenen Nahrungsmittelbestandteile stellen oft die Wurzel für die Entstehung von Nahrungsmittelunverträglichkeiten dar.

> Im Dünndarm befinden sich normalerweise nur wenige Bakterien: etwa 100–100 000 pro Milliliter Darminhalt.

Der Dickdarm als »Nachbrenner«

Aufgabe des Dickdarms ist es, die ankommenden Rest- oder Ballaststoffe durch Vergärung (Fermentation) mithilfe der Darmbakterien weiterzuverarbeiten sowie bakterielle Abbauprodukte zu entgiften oder so aufzuarbeiten, dass noch verwertbare Stoffe entstehen. Außer Wasser wird dort kaum noch etwas resorbiert.

Die Stoffwechselaktivität der im Dickdarm lebenden Bakterien ist so bedeutend, dass man fast von einem »Organ Stuhl« sprechen kann. In jedem Fall stellt der Stuhl jedoch ein eigenes »Ökosystem« dar, welches im funktionellen Gleichgewicht mit dem menschlichen Organismus stehen muss, damit keine Krankheiten entstehen. Dieses Gleichgewicht gerät in Gefahr, wenn aus dem Dünndarm zu große Mengen nicht resorbierter Stoffe in den Dickdarm gelangen und die Darmbakterien daraus Substanzen produzieren, die die Darmschleimhaut schädigen. Noch schlimmer ist es, wenn sich die Bakterien so stark vermehren, dass sie sich bis in den Dünndarm ausbreiten und dort mit ihren Stoffwechselprodukten Schaden anrichten (siehe S. 100–103). Hier liegt eine weitere mögliche Ursache für die Entstehung von Nahrungsmittelunverträglichkeiten.

> Im Dickdarm leben schätzungsweise 10^{14}–10^{15} Bakterien, das sind ca. 1,5 Kilogramm (Trockenmasse). Damit kommen auf jede menschliche Körperzelle 10–100 Bakterienzellen im Darm.

Einflüsse auf die Darmflora

Wie stark sich die im Dickdarm ansässigen Bakterien, Pilze und Parasiten vermehren, hängt in erster Linie von den vorhandenen Nährstoffen ab. Das Nährstoffangebot wiederum hängt davon ab, was der Mensch an Nahrung zu sich nimmt und was er davon aus dem Darm aufnehmen (resorbieren) kann. Die Mikroorganismen im Darm leben vor allem von den Nahrungsbestandteilen, die nicht resorbiert werden (den sogenannten Ballaststoffen).

Als weitere Nährstoffquelle dienen den Bakterien abgeschilferte Zellen der Darmschleimhaut. Diese hat eine enorm hohe Regenerationsrate und kann sich innerhalb von 48 Stunden völlig erneuern. Wie schnell sie sich regeneriert, hängt davon ab, ob viel oder wenig resorbiert werden muss und ob entzündliche Prozesse stattfinden.

Was Fasten bewirkt

Hohe Nahrungszufuhr geht mit einer gesteigerten Umsatzrate des Darmepithels einher, während Fastenperioden diese Zellen in eine Art »Ruhephase« versetzen und so die Umsatzrate herunterregulieren. Wenn Infektionen oder entzündliche Prozesse in der Darmschleimhaut abheilen, kommt es zwangsläufig zu einer vermehrten Regeneration. Übermäßige Nahrungszufuhr führt darüber hinaus auch zu einer höheren Abschilferungsrate der Darmschleimhaut mit vermehrtem Wachstum oft unerwünschter Bakterien, was ebenfalls die Entstehung von Nahrungsmittelunverträglichkeiten begünstigen kann. Manchmal kommt es aus diesem Grund nach Heilfastenperioden zu einer Besserung von Nahrungsmittelunverträglichkeiten.

Hemmende Faktoren

Umgekehrt gibt es eine Reihe wachstumshemmender Faktoren, die das Ökosystem Darmflora regulieren. Einerseits bildet der Mensch selber antimikrobielle Substanzen, andererseits stellen die Mikroorganismen der Darmflora im Kampf ums Überleben bakterizide und fungizide Substanzen her, die auf die Konkurrenz wachstumshemmend wirken.

Zu den körpereigenen antimikrobiellen Substanzen gehören Antikörper, die mit dem im Darm gebildeten Schleim ausgeschieden werden (siehe Kasten auf S. 25ff.). Über die Darmschleimhaut auswandernde weiße Blutkörperchen stellen ebenfalls eine wesentliche Abwehrlinie des Körpers dar. Darüber hinaus gibt es noch weitere vom Körper selbst gebildete Stoffe, die wie Antibiotika wirken und damit das Wachstum der Mikroorganismen im Darm beeinflussen.

In eigenen Studien konnten wir zeigen, dass das »Glückshormon« Serotonin, das im Nervensystem des Darms in großen Mengen gebildet wird, dort pilz- und bakterientötende Wirkung zeigt.

Einflüsse auf das Ökosystem Darm

Eine zu hohe Nährstoffzufuhr kann das Ökosystem Darm empfindlich beeinflussen, etwa wenn die Resorptionskapazität des Darms überfordert wird und damit praktisch alle Nahrungsmittel zu »Ballaststoffen« werden. In diesem Fall sprechen die Mediziner vom »Overfeeding Syndrome«, das nicht mit »Überernährung« verwechselt werden darf:

- Beim Overfeeding-Syndrom wird mehr gegessen, als der Darm resorbieren kann. Die Folge sind Reizdarmsymptome (ohne dass dabei unbedingt Übergewicht auftreten muss).

- Bei der Überernährung wird mehr gegessen, als der Körper zur Aufrechterhaltung seines Energiehaushalts braucht. Die Folge ist Übergewicht (ohne dass dabei unbedingt Reizdarmsymptome auftreten müssen).

Ein weiterer nicht zu unterschätzender Punkt: In industriell vorgefertigter Nahrung und bei der Verarbeitung von Lebensmitteln in Großküchen (mit langem Warmhalten der Speisen oder wiederholten Kühl- und Auftauprozessen) entstehen Vernetzungen von Stärkemolekülen, die sogenannte resistente Stärke, die ebenfalls vom Menschen nicht aufgeschlossen (oder nur schlecht aufgespalten) werden kann und somit zu einem Ballaststoff wird.

Resorptionsstörungen für einzelne Nahrungsmittelbestandteile (selektive Malabsorptionssyndrome) sind häufig der Ausgangspunkt für eine vermehrte Empfindlichkeit gegenüber vielen Nahrungsmitteln. Grund dafür ist, dass der nicht resorbierte Nahrungsbestandteil fast immer zu einer Fehlbesiedelung des Darms mit den Bakterien führt, die diesen Nährstoff bevorzugt verarbeiten. So führt eine Fettresorptionsstörung beispielsweise zum Wachstum von fettverbrauchenden Bakterien (übelriechende Fettstühle sind die Folge). Bei einer Kohlenhydratresorptionsstörung vermehren sich vor allem die zuckerverwertenden Bakterien (Folgen sind Blähungen und Durchfall).

Zusatzinfo

Darm und Immunsystem

Die Bakterienflora im Darm wird durch die verschiedenen Nahrungsmittel bei jedem Menschen anders beeinflusst. Die Unterschiede hängen aber nicht nur von der Art der Bakterienbesiedelung und von der Fähigkeit des Darms ab, verschiedene Nahrungsmittelbestandteile aufzunehmen, sondern auch ganz wesentlich von den Abwehrmechanismen, die dem Darm zur Verfügung stehen.

Der Darm stellt die größte Kontaktfläche des Menschen zur Umwelt dar. Während die Haut 1,5–2 Quadratmeter Oberfläche aufweist, hat der Darm eine Oberfläche von

200–400 Quadratmetern! Die Darmwand ist sozusagen die größte Grenze zwischen innen und außen, darum hat das Immunsystem die meisten seiner Abwehrzellen (ca. 80 Prozent) im Darm »postiert«. Eine wahre Armee von Abwehrzellen steht hier bereit, um Mikroorganismen oder Nahrungsmittelbestandteile, die dem Körper gefährlich werden können, unschädlich zu machen. Das hat aber nicht nur Vorteile, denn bei jeder Abwehrreaktion (die wir als »Entzündung« wahrnehmen) werden nicht nur feindliche Mikroorganismen zerstört, sondern auch körpereigenes Gewebe.

Die gute Abwehrlage im Darm stellt also ein zweischneidiges Schwert dar: Einerseits bewahrt sie den Körper vor Infektionen, andererseits kann sie die Darmschleimhaut schädigen. Das sollte man bedenken, wenn wieder einmal ein Lebensmittelhersteller damit wirbt, dass sein Nahrungsmittel das »Immunsystem stärkt«. Vorausgesetzt, die Behauptung trifft zu, können also auch ganz andere als die erwünschten Effekte eintreten.

Neben den Abwehrzellen gibt es noch Antikörper, die von der Darmschleimhaut produziert und mit dem Schleim ausgeschieden werden. Sie werden als sIgA bezeichnet (die Abkürzung steht für »sekretorisches Immunglobulin vom Typ A«) und spielen eine wichtige Rolle beim Schutz vor Infektionen. Weitere Abwehrfaktoren sind Komplementfaktoren und sogenannte Defensine (antimikrobiell wirkende Peptide); auch sie werden im Darm produziert und können sowohl schützende als auch schädigende Wirkung zeigen. Die Abwehrmechanismen im Darm gehören zu den kompliziertesten im ganzen Körper und werden in ihren Funktionen auch von Spezialisten noch nicht wirklich verstanden. Es würde daher den Rahmen dieses Buches sprengen, hier ins Detail zu gehen.

Es gibt kein starkes und kein schwaches Immunsystem!
Das Abwehrsystem im menschlichen Körper (und damit auch im Darm) befindet sich entweder im Gleichgewicht oder nicht im Gleichgewicht – und dieses Gleichgewicht ist in jeder Situation, zu jeder Tageszeit und nach jeder Mahlzeit ein anderes. Man kann sich das wie bei einer einfachen Balkenwaage mit zwei Waagschalen vorstellen: Egal, ob die Waagschale links oder rechts tiefer steht, in beiden Fällen ist das Gleichgewicht gestört. Und genauso ist es beim Immunsystem des Darmes: Sowohl überschießende als auch zu schwache Antworten auf Reize, die von Mikroorganismen oder Nahrungsmittelbestandteilen ausgehen, führen zu einer Störung des Gleichgewichts und damit zu Krankheit.

Die in der Werbung gerne beschworene »Stärkung« des Immunsystems ist allein schon deshalb unsinnig, weil niemand weiß, auf welcher Seite die Waagschale tiefer hängt (um in diesem Bild zu bleiben). Und das Immunsystem ist viel komplizierter als eine Waage mit zwei Armen. Ein Mobile mit vielen Hundert ineinander verwobenen Armen und

Waagschalen träfe es besser. Ein solches Gebilde vor Augen, kann man sich leicht vorstellen, dass jedes bewusste Eingreifen in so ein kompliziertes System eher Schaden als Nutzen bringt.

Sie werden es kaum schaffen, ein Mobile, das ein Luftzug ins Schwanken gebracht hat, durch »regulatorische Eingriffe« mit Ihren Händen zu beruhigen. Am besten ist es, die Zeit für sich arbeiten zu lassen, störende Einflüsse auszuschalten und zu warten, bis es sich beruhigt hat. Das Gleiche gilt auch für den Darm. Bei massiven Störungen muss man zum Arzt gehen, der dann störende Einflüsse ausschalten muss – sofern das möglich ist. Aber jeder Versuch, ein gesundes System noch »gesünder« zu machen, kann nur das Gegenteil zur Folge haben. Das gilt auch für »gesunde Nahrung«.

ERNÄHRUNG

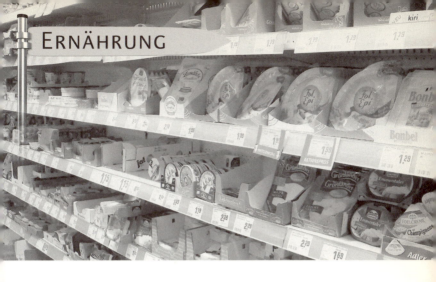

Die Rolle der modernen Ernährung

Das menschliche Verdauungssystem hat sich über viele Jahrtausende hinweg entwickelt und sich an unterschiedliche Umweltgegebenheiten (Nahrungsmittel und Ernährungsweisen eingeschlossen) angepasst. Diese Veränderungen gingen immer sehr langsam vor sich. Doch in den letzten 100–150 Jahren haben sich Nahrung und Ernährung – zumindest in den Industriestaaten – dramatisch verändert.

Früher gab es praktisch nur zur Erntezeit frisches Obst und Gemüse, jetzt können wir es das ganze Jahr über kaufen. Zudem wird uns von allen Seiten geraten, viel Obst zu essen, weil das »gesund« sei. Doch wer unter Fruktoseintoleranz leidet, kann Beschwerden bekommen, wenn er oft Obst isst. Dazu kommt, dass neuere Apfelsorten auf höhere Fruchtzuckergehalte hin gezüchtet wurden, weil sie dann süßer schmecken.

Die unbekannten Seiten des Fortschritts

Noch vor 50 Jahren wurden kaum Fertigprodukte verwendet. Heute ist es fast nicht mehr möglich, eine Mahlzeit zuzubereiten, ohne ein Päckchen oder eine Dose zu öffnen und ein Fertigprodukt zumindest als »Kochhilfe« zu verwenden. In den meisten dieser Produkte sind aber Laktose, Milcheiweiß, Magermilchpulver, Soja oder Glutamat (Geschmacksverstärker) enthalten. In vielen Getränken und Konserven dient Fruchtzucker als Süßungsmittel. Wer eine Unverträglichkeit gegen Laktose, Milcheiweiß, Soja, Fruktose, Glutamat oder Histamin hat, bekommt nach dem Verzehr solcher Produkte »unerklärliche« Beschwerden. Während beim Vorliegen von Allergien schon der einmalige Konsum ausreicht, um Beschwerden hervorzurufen (zum Beispiel bei Milcheiweiß- oder Sojaallergie), treten die Beschwerden bei Nahrungsmittelunverträglichkeiten meist erst bei häufigem Konsum auf (zum Beispiel Laktose- oder Fruktoseintoleranz).

Wie das Beispiel der Fruktose in Äpfeln zeigt, bereiten unter Umständen selbst in bester Absicht erfolgte Neuzüchtungen von Nahrungspflanzen Probleme. Das gilt auch für den Weizenkleber (Gluten), dessen Gehalt im Brot in den letzten Jahrzehnten um ein Mehrfaches zugenommen hat – und mit ihm die Zahl der Menschen, die unter Glutenunverträglichkeit leiden, ohne zu ahnen, warum es ihnen nicht gut geht. Und schließlich haben wir von allen Nahrungsmitteln mehr zu essen, als es jemals in der Geschichte der Menschheit der Fall gewesen ist. Der berühmte Arzt Paracelsus sagte: »Die Dosis macht das Gift«, aber wir nehmen heute nicht nur zahlreiche neue Substanzen über die Nahrung auf (deren Wirkung auf unseren Körper wir meistens gar nicht kennen), sondern auch immer größere Mengen.

Die Globalisierung auf dem Teller

Dazu kommt ein weiterer Aspekt: Jedes Volk hat seine eigene Art der Ernährung entwickelt. Angepasst an die körperlichen (genetischen) Voraussetzungen und die jeweiligen Umweltbedingungen entstanden die japanische, die italienische, die griechische, die indische usw. Küche mit ihren unterschiedlichen Zutaten und Kochtraditionen. Mit der zunehmenden Industrialisierung und der Globalisierung werden diese Unterschiede aufgelöst. Massenproduktion kann nicht an individuelle Bedürfnisse angepasst werden. Und wenn ein Unternehmen ein »Global Player« sein will, kann es keine Rücksicht auf lokale Gegebenheiten nehmen.

In der Lebensmittelindustrie versucht man daher, alle Produkte auf einen Durchschnittsverbraucher zuzuschneiden. Diese Entwicklung wird indirekt von vielen Ernährungswissenschaftlern und Fachinstitutionen unterstützt, die ebenfalls ohne Rücksicht auf individuelle Unterschiede »allgemein gültige« Empfehlungen zur Ernährung herausgeben und die Nahrungsmittel in »gesunde« und »ungesunde« einteilen. Dass ein einzelner Mensch nicht der Theorie oder dem Durchschnitt entspricht, merkt dieser spätestens dann, wenn sich nach dem Essen ausgeprägte Müdigkeit, Bauchschmerzen, Blähungen und Stuhlunregelmäßigkeiten oder andere Symptome einstellen.

Zusatzinfo

Die Grenzen der Statistik

Wie kann es sein, dass Ernährungsempfehlungen so an der Praxis vorbeilaufen, wo sie sich doch auf wissenschaftliche Arbeiten stützen, die mithilfe der Statistik entsprechende Zusammenhänge nachweisen? – Hier muss man der modernen Wissenschaft den Vorwurf machen, dass sie die Statistik gern überbewertet und dafür den gesunden Menschenverstand außer Acht lässt.

Patienten mit Migräne wissen oft ganz genau, welches Nahrungsmittel bei ihnen einen Anfall auslösen kann. In groß angelegten medizinischen Studien konnte jedoch nie ein Zusammenhang zwischen Ernährung und Migräne herausgefunden werden. Warum nicht? Wenn ein Patient auf Schokolade und der andere auf Rotwein mit einem Migräneanfall reagiert, so ist hier im Einzelfall ein eindeutiger Zusammenhang festzustellen, bezogen auf die Gesamtbevölkerung wird die statistische Auswertung jedoch keinen signifikanten Zusammenhang ergeben.

Bei vielen Lebensmitteln treten die Beschwerden außerdem erst nach Stunden, Tagen oder sogar Wochen auf, sodass es fast unmöglich ist, einen Zusammenhang herzustellen. Dazu kommt, dass Nahrungsmittel so gut wie nie einzeln gegessen werden, sondern immer zusammen mit anderen. Auch das erschwert eine wissenschaftliche Aufarbeitung.

»Schöne, neue Ernährungswelt«

In der Praxis beobachtet man, dass Autoimmunerkrankungen, Unfruchtbarkeit, Allergien und viele andere Krankheiten, die offensichtlich mit zunehmendem Wohlstand immer häufiger auftreten, unter anderem auch auf den Versuch zurückzuführen sind, die eigene Gesundheit (und insbesondere das Immunsystem) über die Ernährung »positiv« zu beeinflussen. Doch »funktionelle Nahrungsmittel« haben dasselbe grundsätzliche Problem wie Arzneimittel: Mit dem Versuch, immer »gesündere« und wirkungsvollere Nahrungsmittel zu produzieren, nehmen nicht nur die Wirkungen zu, sondern auch die Nebenwirkungen. Die Folge davon ist, dass neue, bislang unbekannte Erkrankungen auftreten, die von Ärzten deshalb nur schwer oder überhaupt nicht diagnostiziert werden können.

Mit dem zusätzlichen Einsatz von Gentechnik in der Nahrungsmittelherstellung bzw. in der Fütterung von Tieren, die uns als Nahrungsmittel dienen, wird diese Entwicklung weitergetrieben, und es ist wahrscheinlich noch mit einer weiteren Zunahme solcher Erkrankungen zu rechnen.

Wenn Sie an Symptomen leiden, die auf eine Nahrungsmittelunverträglichkeit deuten, sollten Sie als Erstes alle Nahrungsmittel vermeiden, die angeblich besonders »gesund« oder besonders wirksam sind! Das gilt für Vitamine, Spurenelemente, sekundäre Pflanzenstoffe, Pro- und Präbiotika oder sonstige »Anreicherungen« in Lebensmitteln gleichermaßen. Aber auch für Ballaststoffe.

BALLASTSTOFFE

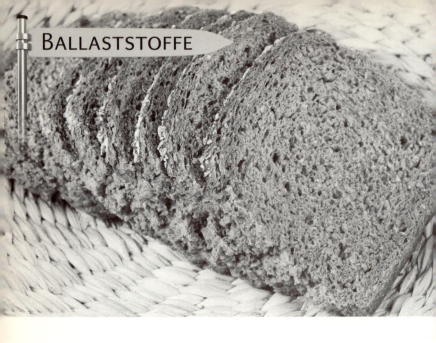

Ballaststoffe – schlechter als ihr Ruf?

Nicht resorbierte Nahrungsmittel bezeichnet man als Ballaststoffe. Hat man früher die Rolle von Ballaststoffen unterschätzt, trifft heute das Gegenteil zu: kaum eine Empfehlung zur »gesunden« Ernährung, die nicht den Verzehr erheblicher Ballaststoffmengen anrät. Was mit Nahrungsbestandteilen geschieht, die im Darm nicht resorbiert werden, wurde bereits geschildert (siehe S. 21). Kurz gesagt: Die Darmbakterien nutzen sie als Nährstoffe, vermehren sich stark, produzieren Gase und andere Substanzen, die unter Umständen schädlich sind, und können so die unterschiedlichsten Beschwerden hervorrufen.

Die bunte Schar der Ballaststoffe

Im allgemeinen Sprachgebrauch werden die verschiedenen Arten von Ballaststoffen kaum unterschieden. Ob Holz, Vollkorn, künstlich hergestelltes Inulin – ein Mehrfachzucker aus Fruktose –, Oligosaccharide wie Stachyose und Verbascose oder pflanzliche Gummis, all diese Substanzen tragen die Bezeichnung »Ballaststoff«. Den meisten Konsumenten ist nicht klar, dass manche von ihnen schon im Dünndarm zu Bakterienwachstum führen (oder eine bereits bestehende Fehlbesiedelung weiter verschlechtern, siehe S. 102) können und daher besonders unangenehme Blähungen verursachen, während andere wie Holz oder Lignane – pflanzliche Stoffwechselprodukte des Holzes – weitgehend unverändert mit dem Stuhl ausgeschieden werden.

Verdickungs- und Geliermittel zählen ebenfalls zu den Ballaststoffen; sie werden in der modernen Lebensmittelverarbeitung besonders gerne verwendet, da sie zu einer angenehmen Konsistenz des Nahrungsmittels führen. So weiß beispielsweise kaum jemand, dass Cremeeis oder Streichkäse oft den Ballaststoff Carrageen (E 407) enthält, der zu den Pflanzengummis gehört. Vor allem in Kombination mit Zucker (was bei Speiseeis so gut wie immer der Fall ist) kann diese Substanz (oder ähnliche Ballaststoffe, die ebenfalls im Speiseeis oft verwendet werden) zu Blähungen und Bauchschmerzen führen.

Einige häufig in der Lebensmittelproduktion verwendete Ballaststoffe sind:

- Lignin
- Zellulose, Hemizellulose (E 460–E 466)
- β-Glukan
- Johannisbrotmehl, Carubin (E 410)
- Pektine (E 440a)
- Pflanzengummi (E 413–E 414)
- Pflanzenschleime (E 412)
- resistente Stärke (E 1404, E 1410–E 1414, E 1420–E 1450)
- Algenpolysaccharide (E 406–E 407)
- Polyfruktose, Inulin, FOS (Fruktooligosaccharide)

Dieses sprachliche Defizit und der gute Ruf der Ballaststoffe in der Ernährungswissenschaft haben dazu geführt, dass ballaststoffhaltige Nahrungsmittel heute generell als »gesund« angesehen werden. Und da sich »gesunde« Nahrungsmittel besser verkaufen lassen, sind mittlerweile viele Nahrungsmittel künstlich mit Ballaststoffen angereichert. So setzen manche Hersteller bereits der Babynahrung Ballaststoffe zu, meist unter der Bezeichnung »Präbiotikum«. Wenn das Kind dann unter schmerzhaften Blähungen und Durchfällen leidet und die Eltern nach einer Alternative suchen, bieten die gleichen Hersteller – meist unter der Bezeichnung »Heilnahrung« – wiederum ballaststoffarme Produkte an.

Ballaststoffe sind für jeden anders

Die meisten Ernährungsempfehlungen lassen außer Acht, dass jeder Darm für unterschiedliche Substanzen unterschiedliche Resorptionsleistungen hat. So können zwischen 5 und 75 Prozent der europäischen Bevölkerung (die starke Schwankungsbreite ergibt sich aus den unterschiedlichen ethnischen Zugehörigkeiten) aus dem Darm keinen Milchzucker aufnehmen; für diese Menschen stellen die meisten Milchprodukte eine Ballaststoffquelle dar. Rund ein Drittel der europäischen Bevölkerung kann Fruchtzucker nicht oder nur sehr schlecht resorbieren; für diese Menschen sind Obst und Fruchtsäfte Ballaststoffe.

Wichtig Ballaststoffe können nicht generell als »gesund« eingestuft werden, da es große individuelle Unterschiede bei der Verwertung im Darm gibt.

Zuckeraustauschstoffe und Süßstoffe

Sorbit kann von nahezu 80 Prozent der westlichen Bevölkerung nicht verwertet werden und stellt für diesen Personenkreis einen Ballaststoff dar. Sorbit ist ein Zuckeralkohol und gehört zu den Zuckeraustauschstoffen, die in letzter Zeit sehr gerne anstelle von Zucker in Bonbons, Kaugummis, Marmeladen, Müsli- und Diät- oder Diabetikerpodukten eingesetzt werden. Da er nicht als Zucker deklariert werden muss, steht auf diesen Produkten oft »zuckerfrei« oder »für Diabetiker geeignet«.

Wie entstehen Nahrungsmittelunverträglichkeiten?

Auch die meisten anderen Zuckeraustauschstoffe können von vielen Menschen nicht oder nur schlecht resorbiert werden und haben damit »Ballaststoff-Charakter«; das heißt, ihr Konsum kann zu Blähungen und Durchfall führen. Das gilt jedoch nicht für Süßstoffe.

Zuckerersatzstoffe (Auswahl)	
Zuckeraustauschstoffe (mit Ballaststoffwirkung)	*Süßstoffe (keine Ballaststoffwirkung)*
• Sorbit (E 420) • Mannit (E 421) • Isomalt (E 953) • Xylit (E 967) • Maltit, Maltitsirup (E 965i,ii) • Lactit (E 966)	• Acesulfam (E 950) • Aspartam (E 951) • Cyclohexylsulfaminsäure/ Cyclamat (E 952) • Saccharin (E 954) • Thaumatin (E 957) • Neohesperidin (E 959)

Natürlich kann ein Mensch auch »Resorptionsstörungen« für mehrere Nahrungsmittel aufweisen. Das Endergebnis ist immer dasselbe: Eine erhöhte Ballaststoffzufuhr über längere Zeit führt zur Verstärkung von Ungleichgewichten in der Darmflora und schließlich zu Blähungen, Bauchschmerzen, Durchfall (oder auch Verstopfung!) und Fettstühlen. Alles Symptome, die von Ärzten als »Reizdarmsyndrom« beschrieben und von vielen Medizinern dem psychosomatischen Formenkreis zugeordnet werden. In manchen Ländern sollen bis zu 25 Prozent der Bevölkerung an dieser »psychosomatischen« Krankheit leiden.

Wichtige Fakten zu Ballaststoffen

- Ballaststoffe sind vom Körper nicht resorbierte Substanzen, die von den Darmbakterien verstoffwechselt werden können. Manche der Endprodukte verursachen erhebliche Beschwerden.

- Bei vielen Menschen wirken »normale« Nahrungsmittelbestandteile wie Fruktose, Laktose, Sorbit etc. als Ballaststoffe.

- Durch die Anreicherung zahlloser Lebensmittel mit Ballaststoffen nehmen viele Menschen immer mehr davon zu sich.

- Überernährung (Overfeeding) führt automatisch zu einer erhöhten Belastung mit Ballaststoffen.

- Ballaststoffe wie Inulin werden oft als »Fettersatz« in »fettarmen Produkten« verwendet.

- Es gibt keine Ballaststoffe, die das Wachstum ausschließlich einer Bakterienart fördern (wie dies in der Werbung für manche präbiotische Produkte behauptet wird).

- Chronisch vermehrte Zufuhr von leicht fermentierbaren Ballaststoffen führt über das vermehrte Wachstum von Bakterien zu vermehrter Immunstimulation und damit zu Insulinrezeptorresistenz und Übergewicht.

- Moderne, synthetisch hergestellte Ballaststoffe sind oft geschmacks- und geruchsneutral und können dadurch Joghurts u. a. Nahrungsmitteln zugesetzt werden, ohne dass man dies bemerkt.

- Moderne Zubereitungsmethoden (Großküchen, »Cook-and-Chill-Verfahren«, Warmhalten von Speisen etc.) können normale Nahrungsmittelbestandteile in einen Ballaststoff (resistente Stärke) umwandeln.

Zusatzinfo

Großküchen-Ballast

In industriell vorgefertigter Nahrung und bei der Verarbeitung von Lebensmitteln in Großküchen (mit langem Warmhalten der Speisen oder wiederholten Kühl- und Auftauprozessen) entstehen Vernetzungen von Stärkemolekülen, die sogenannte resistente Stärke, die ebenfalls vom Menschen nicht oder nur schlecht aufgespalten werden kann und somit zu einem Ballaststoff wird.

UNVERTRÄGLICHKEIT

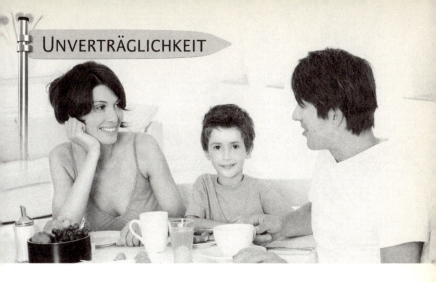

Welche Unverträglichkeiten gibt es?

Im Zusammenhang mit unangenehmen Körperreaktionen nach dem Genuss bestimmter Nahrungsmittel wird oft der Begriff »Allergie« verwendet. Echte Nahrungsmittelallergien sind aber sehr selten (etwa zwei Prozent der Bevölkerung), Nahrungsmittelintoleranzen dagegen sehr häufig (50–80 Prozent der Bevölkerung). Diese Häufigkeit wirft eher die Frage auf, ob es sich dabei wirklich um eine Krankheit handelt oder nur um eine »Normvariante«, die mit Beschwerden einhergeht.

Nahrungsmittelunverträglichkeiten (im weiteren Sinn) werden eingeteilt in

- Nahrungsmittelallergien

- Nahrungsmittelintoleranzen (oder Nahrungsmittelunverträglichkeiten im engeren Sinn)

Wie entstehen Nahrungsmittelunverträglichkeiten?

Während Nahrungsmittelallergien gut definiert sind, ist das bei den Nahrungsmittelintoleranzen nicht der Fall. Zusätzlich ist es reichlich verwirrend, dass die Bezeichnung »Nahrungsmittelunverträglichkeiten« (im weiteren Sinn) als Sammelbezeichnung für Nahrungsmittelunverträglichkeiten (im engeren Sinn) plus Nahrungsmittelallergien verwendet wird.

Bei einer Nahrungsmittelallergie sind immer immunologische Reaktionen mit der Ausbildung sogenannter IgE-Antikörper beteiligt. Wann immer das Immunsystem nicht die »Federführung« hat, spricht man von einer Nahrungsmittelunverträglichkeit. Eine Sonderform stellen sogenannte IgG-vermittelte Nahrungsmittelunverträglichkeiten dar. Diese Form der Nahrungsmittelunverträglichkeit (die derzeit von der Schulmedizin nicht als solche anerkannt wird) basiert auf immunologischen Reaktionen vom IgG-Typ. Nachdem hier keine IgE-Antikörper im Spiel sind, sollte man aber nicht von einer Nahrungsmittelallergie sprechen.

Die Tabelle auf den folgenden Seiten fasst die häufigsten Nahrungsmittelallergien und Nahrungsmittelunverträglichkeiten zusammen.

Wie Nahrungsmittel zu Unverträglichkeitsreaktionen führen können

Immunologische Reaktionen

Nahrungsmittelallergien	• Birke-Nuss-Kernobst-Syndrom (siehe S. 92, 190) • Sellerie-Beifuß-Gewürz-Syndrom • Latex-Frucht-Syndrom • Traubenkraut-Melonen-Syndrom • Kuhmilch-Rinderepithel-Syndrom • HSM-Syndrom (Muscheln-, Austern-, Schnecken-, Shrimps-, Krabben-Syndrom) • Gräser-Roggen-Allergiesyndrom • Doldengewächs-Syndrom • Hülsenfrucht-Syndrom • Liliengewächs-Syndrom • Nachtschattengewächs-Syndrom • Vogel-Ei-Syndrom • Propolis- und Honig-Allergie • Milchprotein-Allergie
Zöliakie und ähnliche Erkrankungen (siehe S. 159)	

Wie entstehen Nahrungsmittelunverträglichkeiten?

Toxische Reaktionen (Vergiftungen)	
	• Nahrungsmitteltoxine
Nichttoxische und nichtimmunologische Reaktionen	
gestörte Entgiftungsfunktion (das heißt, Schadstoffe, Fremdstoffe und Medikamente können nicht mehr ausreichend abgebaut und unschädlich gemacht werden)	• Cytochromoxidase-P450-Defekte • Alkohol-Dehydrogenase-Mangel • Acetaldehyd-Dehydrogenase-Mangel • gestörte Glucuronidierung, Sulfatierung etc. • Phenol-Sulfotransferase-P-Mangel • Glukose-6-phosphat-Dehydrogenase-Mangel (Favismus)
Störungen der Darmfunktion (Enzym- und Pumpendefekte der Darmwand)	• Laktoseintoleranz (siehe S. 115) • Fruktosemalabsorption (siehe S. 92) • Sorbitmalabsorption (siehe S. 110) • Enterokinasemangel • alle Darmerkrankungen • sIgA-Mangel (siehe S. 26)

Pseudoallergien (Mediatorfreisetzung)	
	• Histaminintoleranz (siehe S. 142) • Mastozytose (siehe S. 148) • Unverträglichkeit von Exorphinen (opiatähnlich wirkende Abbauprodukte von Gluten und Kasein, siehe S. 215f.)

Wenn Sie bei sich eine Nahrungsmittelunverträglichkeit vermuten, will Ihnen das vorliegende Buch so gut wie möglich helfen, sich über Ihre Beschwerden Klarheit zu verschaffen (Kapitel 2 und 4). Die Komplexität der Materie wird aber immer die Hilfe eines Arztes notwendig machen, zumal es zahlreiche Krankheiten gibt, die eine Nahrungsmittelunverträglichkeit vortäuschen können (Kapitel 3). Deshalb soll und darf dieses Buch die Visite beim Arzt nicht ersetzen.

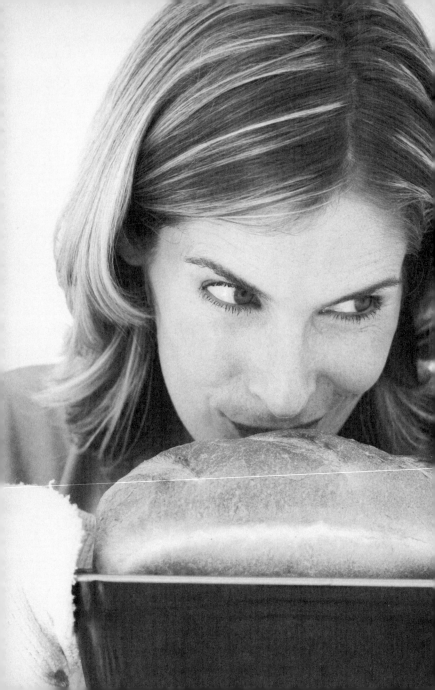

2 Symptome

Wie zeigen sich Nahrungsmittelunverträglichkeiten?

Viele Menschen klagen über Beschwerden, die sie manchmal, aber keineswegs immer mit dem Essen in Verbindung bringen, das sie kurz zuvor genossen haben. Eine Übersicht über die häufigsten Symptome sowie Fragebögen und Selbsttests helfen Ihnen herauszufinden, ob Ihre Beschwerden vielleicht auf eine Nahrungsmittelunverträglichkeit zurückzuführen sind.

BESCHWERDEN

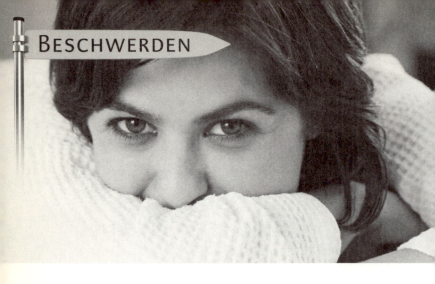

Welche Beschwerden sind typisch?

Vielen Menschen ist gar nicht bewusst, dass sie an einer Nahrungsmittelunverträglichkeit leiden, so alltäglich kommen ihnen die Symptome vor.

Müdigkeit nach dem Essen

Werden Sie auch regelmäßig nach dem Essen müde? Die »postprandiale Müdigkeit« (volkstümlich »Suppenkoma«) ist so häufig, dass man sie schon für selbstverständlich hält. Doch während manche Menschen lediglich eine leichte Mattigkeit verspüren, kommt es bei anderen zu regelrechten Schlafanfällen. Viele Berufstätige kennen den Leistungsknick nach dem Besuch der Kantine. Manche Patienten berichten, sie fühlten sich nach einer Mahlzeit »ganz benommen« oder »wie betrunken«, obwohl sie keinen Alkohol zu sich genommen hätten.

Spätestens wenn Sie nach den Mahlzeiten Konzentrationsstörungen, Vergesslichkeit, große Müdigkeit oder gar Benommenheit an sich feststellen, sollten Sie zum Arzt gehen. Dann könnte eine Nahrungsmittelunverträglichkeit vorliegen.

> **TIPP**
>
> **Der Pasta-Test**
> Nehmen Sie an einem Tag bewusst eine kohlenhydratreiche Mahlzeit zu sich, ein Hauptgericht mit Nudeln, Knödeln oder Kartoffeln, anschließend ein süßes Dessert. Am nächsten Tag essen Sie ein Steak mit Salat (und fetter Sauce, damit die Kalorien in etwa vergleichbar sind), aber ohne Kohlenhydratbeilage und keinen Nachtisch. Wenn Sie nach einer dieser beiden Mahlzeiten einen deutlichen Unterschied in Ihrem Befinden feststellen, dann ist eine Unverträglichkeitsreaktion auf Kohlenhydrate bzw. Fett und Ballaststoffe relativ wahrscheinlich.

Häufige Symptome

- Müdigkeit
- Blähungen
- Durchfall
- Verstopfung
- Bauchschmerzen
- Gedeihstörung (bei Kindern)
- Fettstuhl

Wie zeigen sich Nahrungsmittelunverträglichkeiten?

- Süßhunger
- Zungenbrennen
- Schluckstörungen
- Herzrasen
- Kopfschmerzen
- Flush (Erröten im Gesichts- und Halsbereich)

Verdauungsprobleme

Blähungen

Nahrungsmittelintoleranzen gehen häufig mit Meteorismus und Flatulenz einher. Üblicherweise werden beide Fachausdrücke mit »Blähungen« übersetzt. Als Meteorismus bezeichnet man Blähungen ohne das Abgehen von Winden; sie sind meistens viel unangenehmer als die Flatulenz, die das Abgehen von Winden mit einschließt. Während Flatulenz bis zu einem gewissen Grad als normal anzusehen ist, ist das Auftreten von Meteorismus nicht normal. Meteorismus äußert sich in Leibschmerzen mit gespannter Bauchdecke und Druckschmerzempfindlichkeit. Treten solche Blähungen innerhalb von 90 Minuten nach einer Mahlzeit auf, so kann man durch Analyse der Nahrungsmittel, die in diesem Zeitraum gegessen wurden, einer Nahrungsmittelunverträglichkeit auf die Spur kommen.

Durchfall

Ständiger (chronischer) oder gelegentlicher (episodischer) Durchfall ist ein weiteres häufiges Symptom von Nahrungsmittelunverträglichkeiten. Auch hier gibt es einen einfachen Selbsttest: Verschwindet der Durchfall nach einem Fastentag, an dem Sie nur Wasser getrunken haben, vollständig, handelt es sich vermutlich um einen sogenannten osmotischen Durchfall. Eine Nahrungsmittelintoleranz ist relativ wahrscheinlich. Bleibt er bestehen, so deutet dies auf einen sekretorischen Durchfall und damit auf eine schwerwiegende Darmerkrankung hin, die baldmöglichst von einem Arzt behandelt werden sollte.

Wichtig Bauchschmerzen sind wie Durchfall nie »normal«, sondern immer Zeichen einer Krankheit und sollten deshalb zum Arzt führen.

Verstopfung

In seltenen Fällen kann auch eine Verstopfung eine Nahrungsmittelunverträglichkeit anzeigen, vor allem dann, wenn sie – wie beim Reizdarmsyndrom – im Wechsel mit Durchfall auftritt. Gar nicht so selten ist dagegen die Kombination von Durchfall und Verstopfung. Dabei haben die Betroffenen zu Beginn des Stuhlgangs harten Stuhl, der dann relativ rasch in breiigen bis wässrigen Stuhl übergeht. »Verstopfung« wird von den meisten Menschen sehr unterschiedlich empfunden und damit auch unterschiedlich definiert. Medizinisch beschreibt der Ausdruck »Verstopfung« eigentlich drei verschiedene Symptome: den harten Stuhlgang, den seltenen Stuhlgang (Stuhlgang seltener als jeden dritten Tag) und das Gefühl der unvollständigen Stuhlentleerung. Alle drei Symptome deuten auf eine Funktionsstörung des Darms hin und können im Rahmen von Nahrungsmittelunverträglichkeiten vorkommen.

> **TIPP**
>
> ### Die Stuhlprobe
> Werfen Sie nach dem Stuhlgang einen Blick in die Toilette. Normaler Stuhl hinterlässt in der Toilette keine Spuren. Wenn immer wieder »Spuren« auftreten, deutet das auf eine Nahrungsmittelunverträglichkeit hin, treten sie bei jedem Stuhlgang auf, kann eine Erkrankung des Verdauungstraktes oder der Bauchspeicheldrüse vorliegen.
>
> Bei gesundem Stuhlgang bräuchte man theoretisch kein Toilettenpapier – so wie das bei den wild lebenden Tieren der Fall ist. Wenn Sie mehr als drei Blatt Toilettenpapier benötigen, ist das schon ein Hinweis, dass mit der Verdauung etwas nicht stimmt. Zu schmierigen Stühlen (Fettstühlen) kommt es immer dann, wenn Fette oder Kohlenhydrate nicht verdaut bzw. aufgenommen werden können. Die Darmbakterien wandeln nicht resorbierte Kohlenhydrate in Fettsäuren um, die den Stuhl fett und schmierig werden lassen.
>
> Im Wasser schwimmender Stuhl ist ebenfalls ein Warnzeichen: Es bedeutet, dass der Stuhl viel Gas bzw. Fett enthält. In beiden Fällen sollten Sie zum Arzt gehen und sich weiter untersuchen lassen. Wenn eine Darmerkrankung ausgeschlossen werden kann, ist eine Nahrungsmittelunverträglichkeit die wahrscheinlichste Ursache für diese Verdauungsstörungen.

Allergische oder allergieähnliche Reaktionen

Neben den klassischen Verdauungsbeschwerden wie Durchfall, Schmerzen und Blähungen gibt es auch sofort nach der Nahrungsaufnahme auftretende Beschwerden. Diese deuten auf das Vorliegen einer Allergie oder einer Pseudoallergie hin. Dabei kann es schon im Mund zu Zungenbrennen oder einem Anschwellen der Lippen kommen (orales Allergiesyndrom).

> *Wichtig* Keine Selbstversuche bei allergieähnlichen Symptomen im Mundraum! Es kann zu lebensbedrohlichen Schwellungen im Schlundbereich kommen. Erstickungsgefahr!

Plötzliches Erröten im Gesicht- und Halsbereich (»Flush«), oft nach Alkoholgenuss, kann ebenfalls ein Hinweis auf eine Pseudoallergie sein – möglicherweise eine Histaminintoleranz oder ein Mangel an ADH bzw. ALDH. Die Enzyme Alkohol-Dehydrogenase (ADH) und Acetaldehyd-Dehydrogenase (ALDH) sind für den Alkoholabbau im Blut verantwortlich.

Allergisch oder pseudoallergisch bedingte Schwellungen in der Speiseröhre und im Magen führen zu Schluckstörungen bzw. im Magen zu Schmerzen, Übelkeit und Völlegefühl. Wenn es zu Kreislaufsymptomen wie Schwindel, Kopfschmerzen, Herzrasen oder Blutdruckabfall kommt, sollte schnellstmöglich eine ärztliche Abklärung erfolgen. Hier sind allergologisch orientierte Ärzte die besten Ansprechpartner. Alle diese Symptome können aber auch als pseudoallergische Erscheinungen auftreten, das heißt, ohne dass ein auslösendes Allergen gefunden wird.

Weitere mögliche Symptome

Spätreaktionen
Vor allem bei Patienten mit Neurodermitis, perioraler Dermatitis (Hautentzündung um den Mund), chronischer Urtikaria (Nesselausschlag), Rosacea (»Kupferfinnen«, rote Flecken und Abschuppungen im Gesicht) oder Migränepatienten können Spätreaktionen auftreten. Diese Patienten geben oft Nahrungsmittel als Auslöser (Trigger) für die Verschlechterung ihrer Krankheit an. Während sich eine sofortige Verschlechterung der Beschwerden leicht mit den verzehrten Nahrungsmitteln in Zusammenhang bringen lässt, ist das bei der sogenannten Spätreaktion, die erst nach 24–48 Stunden auftritt, wesentlich schwieriger. Neurodermitispatienten mit Fruktoseunverträglichkeit bemerken oft erst ein bis zwei Tage nach der Belastung mit Fruktose einen Neurodermitisschub. Inwieweit solche Spätreaktionen auch bei sonst »Gesunden« auftreten können, ist derzeit noch unklar.

Nachtschweiß und Schlafstörungen
Diese Beschwerden treten ebenfalls manchmal im Zusammenhang mit Nahrungsmittelunverträglichkeiten auf. Allerdings können gerade diese Symptome auch Hinweise auf andere ernstzunehmende Krankheiten sein (zum Beispiel Diabetes,

Schlafapnoe-Syndrom oder nächtliche Hypoglykämien [Unterzuckerungen]), die nichts mit einer Nahrungsmittelunverträglichkeit zu tun haben. Deshalb sollte in solchen Fällen immer zuerst eine komplette internistische Abklärung erfolgen.

Heißhunger auf Süßes

Insbesondere der Heißhunger auf Schokolade deutet oft auf eine verminderte Serotoninbildung hin. Es gibt Nahrungsmittelunverträglichkeiten, die zu einem Mangel an Tryptophan, der Vorläufersubstanz von Serotonin, führen. Der Tryptophanmangel hat eine verminderte Serotoninbildung im Gehirn zur Folge, was depressive Symptome nach sich ziehen kann. Durch den Verzehr von Süßigkeiten wird die Serotoninproduktion kurzfristig gesteigert, langfristig kommt es aber zu einem immer ausgeprägteren Tryptophanmangel. Dadurch verstärkt sich das Symptom des Süßhungers immer mehr, solange die entsprechende Resorptionsstörung im Darm nicht behandelt wird.

Tritt der Süßhunger bei Frauen zyklisch vor der Regel auf, so ist das ein Hinweis auf ein prämenstruelles (dysphorisches) Syndrom, ein Krankheitsbild, welches ebenfalls mit einem vermehrten Auftreten von Nahrungsmittelunverträglichkeiten einhergeht.

Gedeihstörungen

Bei (Klein-)Kindern sind Gedeihstörungen oft ein Hinweis für eine Nahrungsmittelunverträglichkeit. Wenn die Entwicklung von Körpergröße und Gewicht erheblich von den Angaben in entsprechenden Wachstumstabellen abweicht, sollten Sie auf einer weiteren Abklärung durch den Kinderarzt bestehen.

SELBSTTEST

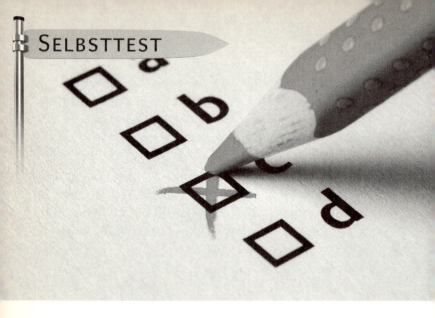

So können Sie sich selbst testen

Haben Sie aufgrund Ihrer Symptome den Verdacht, an einer Nahrungsmittelunverträglichkeit zu leiden, dann können Ihnen die folgenden Fragebögen helfen, den Verdacht zu erhärten. Die häufigsten Unverträglichkeiten sind Fruktoseunverträglichkeit, Laktoseunverträglichkeit und die Histaminintoleranz. Für diese Unverträglichkeitsreaktionen finden Sie hier Fragebogen und Selbsttests (Provokationstests). Bei offenkundigen Unverträglichkeiten mit bekanntermaßen heftigen Reaktionen sollten Sie aber auf Selbsttests verzichten. In diesen Fällen ist es besser, gleich zum Arzt zu gehen und die entsprechenden Untersuchungen dort machen zu lassen. Bitte beachten Sie vor einem Selbsttest unbedingt die angegebenen Warnhinweise.

Selbstdiagnose bei Verdacht auf Laktoseintoleranz

Bitte beantworten Sie folgende Fragen. Wenn Sie mehr als sechs Fragen mit ja beantworten, sollten Sie sich auf Laktoseintoleranz untersuchen lassen.

Laktosetoleranz-Selbsttest		
Treffen folgende Aussagen auf Sie zu?	*Ja*	*Nein*
Ich habe mindestens einmal pro Woche Bauchschmerzen.*	☐	☐
Ich habe sehr oft Blähungen.*	☐	☐
Ich habe immer wieder Durchfälle oder schmierige Stühle.*	☐	☐
Die Beschwerden treten meistens 30 Minuten bis 3 Stunden nach einer Mahlzeit auf.*	☐	☐
Ich habe eine Abneigung gegen Milch, aber nicht gegen Milchprodukte.	☐	☐
Wenn ich Milch trinke, nehmen meine Beschwerden zu.	☐	☐
Im Urlaub werden die Beschwerden meistens besser.	☐	☐
Ich habe nahe Verwandte (Großeltern, Onkel, Tanten, Cousins, Cousinen), von denen eine Laktoseintoleranz bekannt ist.	☐	☐

Wie zeigen sich Nahrungsmittelunverträglichkeiten?

Treffen folgende Aussagen auf Sie zu?	*Ja*	*Nein*
Ich habe Vorfahren aus dem Mittelmeerraum (Ungarn, Türkei, Jugoslawien, Griechenland, Israel, Spanien, Italien), Asien, Afrika oder Südamerika.	☐	☐
* Bei Frauen gelten die Ja-Antworten nur, wenn die Beschwerden unabhängig vom Menstruationszyklus auftreten.		

Laktoseintoleranz-Selbsttest

Warnhinweis: Führen Sie den Selbsttest nicht durch, wenn Sie auf den Genuss von Milch oder Milchprodukten schon einmal mit schwerwiegenden Beschwerden wie Durchfall, Übelkeit, Erbrechen etc. reagiert haben. Bei bekannter Milcheiweißallergie sollte dieser Selbsttest ebenfalls nicht durchgeführt werden.

Sind die Probleme nicht ganz so dramatisch und sind Sie sich nur nicht sicher, ob Sie zum Arzt gehen sollen, um sich weiter untersuchen zu lassen, können Sie den Selbsttest machen. In jedem Fall empfiehlt es sich, den Test in der Nähe einer leicht erreichbaren Toilette durchzuführen, denn der Durchfall kann mitunter ziemlich heftig ausfallen. Außerdem ist es ratsam, jemanden in Rufweite zu haben, der Ihnen zur Seite steht, falls Ihnen doch übel wird.

Wichtig Wenn Sie bereits wissen, dass Milchprodukte bei Ihnen zu heftigen Beschwerden führen oder Sie eine Milcheiweißallergie haben, sollten Sie den Test selbstverständlich nicht durchführen!

So gehen Sie vor: Trinken Sie morgens nüchtern einen viertel Liter Milch (250 Milliliter), ohne etwas dazu zu essen oder zu trinken. Wenn Sie innerhalb von 30–180 Minuten Bauchschmerzen, Blähungen und/oder Durchfall bekommen, liegt mit hoher Wahrscheinlichkeit eine Laktoseintoleranz vor. Selbst (gurgelnde) Darmgeräusche allein sind schon höchst verdächtig.

Haben Sie den Test ohne Beschwerden überstanden, können Sie ihn an einem der folgenden Tage mit einem halben Liter Milch (500 Milliliter) wiederholen. In einem halben Liter Milch sind etwa 25 Gramm Laktose enthalten, das ist die Menge, die der Arzt im Laktosetoleranztest verwendet. Da manche Menschen auf diese Menge Laktose aber schon mit ziemlich ausgeprägten Symptomen reagieren, sollte man den ersten Versuch mit der halben Dosis durchführen.

Wenn Sie auf keinen der beiden Tests mit Beschwerden reagiert haben, ist ein Laktasemangel zwar nicht völlig ausgeschlossen, aber selbst wenn er vorhanden sein sollte, hat er in der Regel keine große gesundheitliche Bedeutung. Sind bei dem Test jedoch merkliche Beschwerden aufgetreten, dann sollten Sie sich unbedingt an einen Arzt wenden, um weitere Untersuchungen durchführen zu lassen. Das ist vor allem deshalb wichtig, weil Laktoseintoleranz ein Symptom für andere Darmerkrankungen sein kann. Je früher (zum Beispiel innerhalb von 30 Minuten nach dem Trinken der Milch) und je heftiger (zum Beispiel explosionsartiger Durchfall) die Beschwerden im Selbsttest aufgetreten sind, desto wichtiger ist es, möglichst bald den Arzt aufzusuchen.

Selbstdiagnose bei Verdacht auf Fruktoseintoleranz

Bitte beantworten Sie zunächst folgende Fragen. Wenn Sie mehr als sechs Fragen mit ja beantworten, sollten Sie sich auf Fruktoseintoleranz untersuchen lassen.

Fruktosetoleranz-Selbsttest		
Treffen folgende Aussagen auf Sie zu?	*Ja*	*Nein*
Ich habe mindestens einmal pro Woche Bauchschmerzen.*	☐	☐
Ich habe sehr oft Blähungen.*	☐	☐
Ich habe immer wieder Durchfälle oder schmierige Stühle.*	☐	☐
Die Beschwerden treten meistens 30 Minuten bis zwei Stunden nach einer Mahlzeit mit Obst, Honig, Lauch, Kohl oder Bohnen auf.*	☐	☐
Ich habe eine Abneigung gegen alles, was sehr süß schmeckt.	☐	☐
Wenn ich Apfelsaft (oder andere Fruchtsäfte) trinke, nehmen meine Beschwerden zu.	☐	☐
Wenn ich Bonbons oder Kaugummis esse, nehmen meine Beschwerden zu.	☐	☐
Ich habe immer wieder unerklärliche Depressionen oder Antriebsstörungen.	☐	☐

Treffen folgende Aussagen auf Sie zu?	*Ja*	*Nein*
Bei mir wurde die Diagnose Reizdarm gestellt.	☐	☐

* Bei Frauen gelten die Ja-Antworten nur, wenn die Beschwerden unabhängig vom Menstruationszyklus auftreten.

Fruktoseintoleranz-Selbsttest

Wichtig Bitte beachten Sie auf jeden Fall die nachstehenden Warnhinweise, verzichten Sie im Zweifelsfall auf den Selbsttest und gehen Sie lieber gleich zum Arzt, statt ein unnötiges Risiko einzugehen.

Warnhinweis: Führen Sie den Selbsttest nicht durch, wenn Sie auf den Genuss von Obst, Fruchtsäften, Sorbit, Fruchtzucker oder Diabetikerprodukten schon einmal mit schwerwiegenden Beschwerden wie Durchfall, Übelkeit, Erbrechen etc. reagiert haben. Personen, bei denen eine angeborene Form der Fruktoseintoleranz (HFI: hereditäre Fruktoseintoleranz) nicht ausgeschlossen ist, dürfen diesen Selbsttest auf keinen Fall durchführen!

Sind die Probleme nicht ganz so dramatisch und sind Sie sich nur nicht sicher, ob Sie zum Arzt gehen sollen, um sich weiter untersuchen zu lassen, können Sie den Selbsttest machen.

In jedem Fall empfiehlt es sich, den Test in der Nähe einer leicht erreichbaren Toilette durchzuführen, denn der Durchfall kann mitunter ziemlich heftig ausfallen. Außerdem ist es ratsam, jemanden in Rufweite zu haben, der Ihnen zur Seite steht, falls Ihnen doch übel wird.

So gehen Sie vor: Trinken Sie morgens nüchtern einen viertel Liter (250 Milliliter) klaren (keinen trüben) Apfelsaft, ohne etwas dazu zu essen oder zu trinken. Wenn Sie innerhalb von 30–180 Minuten Bauchschmerzen, Blähungen oder Durchfall bekommen, liegt mit hoher Wahrscheinlichkeit eine Fruchtzuckerunverträglichkeit vor. Selbst (gurgelnde) Darmgeräusche allein sind schon höchst verdächtig.

Nachdem die Fruchtzuckerkonzentration in den verschiedenen Fruchtsäften sehr unterschiedlich sein kann, wird eine Wiederholung des Tests mit einer größeren Menge Apfelsaft nicht empfohlen. Im Zweifelsfall sollten Sie auf jeden Fall zum Arzt gehen. Dort wird der Fruktosebelastungstest in der Regel mit 25 Gramm Fruktose durchgeführt. Diese Menge kann aber schon zu ausgeprägteren Beschwerden führen, sodass Sie bei der Durchführung nicht unbeaufsichtigt sein sollten.

Selbstdiagnose bei Verdacht auf Histaminintoleranz

Bitte beantworten Sie folgende Fragen. Wenn Sie mehr als zwei Fragen mit ja beantworten, ist eine Histaminintoleranz möglich, bei mehr als sechs mit ja beantworteten Fragen ist eine Histaminintoleranz sehr wahrscheinlich. Sie sollten sich aber bei jedem Verdacht auf Histaminintoleranz von einem Arzt untersuchen lassen.

Histaminintoleranz-Selbsttest

Treffen folgende Aussagen auf Sie zu?	Ja	Nein
Ich habe unregelmäßig auftretende, dafür aber sehr heftige Bauchschmerzen.*	☐	☐
Wenn ich Alkohol (insbesondere Sekt) trinke, bekomme ich rote Flecken im Gesicht und am Hals und habe das Gefühl von Hitzewallungen.*	☐	☐
Ich habe immer wieder explosionsartige Durchfälle, die während der Stuhlentleerung zum Teil mit heftigen Schmerzen einhergehen und danach (fast) vollständig verschwinden.*	☐	☐
Die Beschwerden treten meistens innerhalb weniger Minuten bis zu einer halben Stunde nach einer Mahlzeit auf.*	☐	☐
Ich habe eine Abneigung gegen Alkohol.	☐	☐
Nach einer Narkose (Operation) ist mir meist übel, oder ich erhole mich langsamer davon als andere Menschen.	☐	☐
Ich reagiere auf Röntgenkontrastmittel sehr empfindlich und bekomme eher Kreislaufbeschwerden als andere Menschen.	☐	☐
Ich vertrage verdorbene Nahrungsmittel überhaupt nicht.	☐	☐
Ich vertrage Nahrungsmittel mit langen Reifungsprozessen (Salami, Parmesan, Sauerkraut etc.) nicht oder nur in sehr kleinen Mengen.	☐	☐

Wie zeigen sich Nahrungsmittelunverträglichkeiten?

Treffen folgende Aussagen auf Sie zu?	Ja	Nein
Ich vertrage keinen Thunfisch (vor allem keine Thunfischkonserven).	☐	☐
Ich vertrage keine größeren Mengen Erdbeeren.	☐	☐
Ich habe eine Unverträglichkeit gegenüber Schmerzmitteln oder vertrage viele Medikamente nicht (ohne dass eine spezielle Allergie bzw. Unverträglichkeit festgestellt werden konnte).	☐	☐
* Bei Frauen gelten die Ja-Antworten nur, wenn die Beschwerden unabhängig vom Menstruationszyklus auftreten.		

Histaminintoleranz entsteht durch ein Ungleichgewicht von Histaminzufuhr und Histaminabbau. Beides kann im Laufe des Lebens stark variieren, sodass die Empfindlichkeit gegenüber histaminhaltigen bzw. Histamin freisetzenden Nahrungsmitteln oder Medikamenten sehr unterschiedlich ausfallen kann. Deshalb müssen die oben genannten Symptome nicht immer konstant vorhanden sein. Da eine Selbstprovokation zu gefährlich ist, sollten Sie bei Verdacht auf Histaminintoleranz den Arzt aufsuchen und ihn um eine weitere Abklärung bitten.

Auslassdiäten

Weniger gefährlich als die Provokations- oder Selbstexpositionstests sind Auslassdiäten. Diese sind genauso aussagekräftig, aber etwas langwieriger in der Durchführung. Auslassdiäten dienen weniger dem Zweck, eine schulmedizinisch anerkannte Diagnose zu stellen, als sich selber Gewissheit zu verschaffen, ob man ein bestimmtes Nahrungsmittel oder einen bestimmten Nahrungsbestandteil verträgt oder nicht. Vor allem für Nahrungsmittelunverträglichkeiten, für die es noch keine anerkannten diagnostischen Methoden gibt, sind Auslassdiäten sehr hilfreich.

Auslassdiäten können auch bei echten Nahrungsmittelallergien sinnvoll sein. Hier wäre ein Selbsttest in Form einer Provokation ohne ärztliche Kontrolle viel zu gefährlich. Die Tabelle auf S. 188f. zeigt, welche Nahrungsmittel bei welchem Allergieverdacht einmal probeweise ausgelassen werden könnten.

Der Gluten-Entlastungstest

Gluten oder »Klebereiweiß« kommt in Weizen, Roggen, Gerste und Dinkel sowie allen aus diesen Getreiden hergestellten Produkten vor, in Weißmehl ebenso wie in Vollkornmüsli oder Tütensuppen. Dadurch enthält fast jede übliche Mahlzeit Gluten.

Leerphase: Nehmen Sie zunächst zwei Wochen lang Ihre ganz normale Kost zu sich und bewerten Sie die in der Tabelle auf S. 66 angeführten Symptome jeweils mit einer Schulnote (zwischen 1 und 6). Rechnen Sie nach 14 Tagen den Mittelwert zu jeder Spalte aus.

Entlastungsphase: Danach essen Sie zwei Wochen lang glutenfreie Kost und bewerten wiederum jeden Tag Ihre Befindlichkeit und Ihre Symptome. Tragen Sie die Bewertung Ihrer Symptome während dieser Zeit in die Tabelle auf S. 67 ein und rechnen Sie nach 14 Tagen den Mittelwert zu jeder Spalte aus. Während dieser zweiten Phase dürfen keinerlei glutenhaltige

Wie zeigen sich Nahrungsmittelunverträglichkeiten?

Symptome in der Leerphase (mit Normalkost)						
Tag	Befind-lichkeit	Blähun-gen	Durch-fall	Schmer-zen	andere Beschwer-den	Blut-druck
1						
2						
3						
4						
5						
6						
7						
8						
9						
10						
11						
12						
13						
14						
Mittel-wert						

So können Sie sich selbst testen

Symptome in der Entlastungsphase (mit glutenfreier Kost)						
Tag	Befind-lichkeit	Blähun-gen	Durch-fall	Schmer-zen	andere Beschwer-den	Blut-druck
1						
2						
3						
4						
5						
6						
7						
8						
9						
10						
11						
12						
13						
14						
Mittel-wert						

Wie zeigen sich Nahrungsmittelunverträglichkeiten?

Nahrungsmittel gegessen werden. Das heißt, Sie müssen Brot, Gebäck, Knödel, Nudeln, Mehlspeisen, Bier (Malz!), aber auch Fertigprodukte, die Gluten enthalten können, vermeiden. Beispiele für glutenfreie und glutenhaltige Nahrungsmitteln finden Sie in der folgenden Tabelle und auf S. 169.

Beispiele für glutenhaltige und glutenfreie Nahrungsmittel

Gluten ist enthalten in:	*glutenfreie Nahrungsmittel sind:*
• Weizen • Roggen • Gerste • Dinkel • Gries	• Reis • Kartoffeln • Hirse • Polenta, Mais
Vorkommen in: • Brot • Teigwaren (Nudeln, Ravioli etc.), Pizza • Knödel, Spätzle • mehlhaltige Wurstwaren • Cremesuppen, gebundene Saucen • Mehlspeisen, Schokolade, Eis, Müsli • Bier	*Ersatz durch:* • Reiswaffeln, Maiswaffeln • Glasnudeln, Reisnudeln • Reis, Kartoffel, Mais, Hirse • Schinken • klare Suppen, klare Saucen • Obst* • Wein**

* Obst sollte nicht als Ersatz verwendet werden, wenn man an einer Fruchtzuckerunverträglichkeit leidet.
** Wein sollte nicht als Ersatz verwendet werden, wenn man an einer Histaminintoleranz leidet.

Menstruierende Frauen sollten den Gluten-Entlastungstest jeweils über vier Wochen hinweg durchführen und zusätzlich den Zyklustag in die Tabellen eintragen. Dabei gilt der erste Tag der Regelblutung als 1. Zyklustag. Nachdem die Verdauungsleistung mit dem Zyklus variiert (schlechtere Verdauungsleistung vom 14.–28. Zyklustag, bessere vom 1.–14. Zyklustag), können Sie gleich herauslesen, ob eine zyklusabhängige Nahrungsmittelunverträglichkeit vorliegt.

Zusatzinfo

Der Einfluss des Menstruationszyklus auf die Resorptionsleistung des Darms

Bei menstruierenden Frauen kommt es in der zweiten Zyklushälfte zu vermehrter Wassereinlagerung in das Gewebe. Vor allem wenn die Betroffenen unter dem »prämenstruellen Syndrom« leiden, kann dieser Effekt sehr ausgeprägt sein. Während die Einlagerung von Wasser in den Beinen (vor allem abends) und in den Augenlidern (vor allem am Morgen) allgemein bekannte Phänomene sind, ist es selbst unter Ärzten wenig bekannt, dass sich Wasser auch in der Darmschleimhaut vermehrt einlagern kann. Dies führt dazu, dass die Resorptionsleistung des Darmes während dieser Zeit abnimmt und subtile Resorptionsstörungen zum Vorschein kommen können. Die betroffenen Frauen haben dann zum Beispiel prämenstruell eine Fruchtzuckerintoleranz, die »unerklärlicherweise« nach der Regel wieder

> »ausheilt«. Es ist wichtig, eine eventuelle Zyklusabhängigkeit der Beschwerden herauszufinden, da diese Art der Nahrungsmittelunverträglichkeit besser mit Hormonen als mit einer Diät behandelt wird.

Nach Beendigung der Auslassdiät berechnen Sie für jede Symptomspalte die Mittelwerte. Wenn sich der »Notendurchschnitt« in der Entlastungsphase um mehr als 0,8 gegenüber der Leerphase mit Normalkost verbessert hat, liegt mit großer Wahrscheinlichkeit eine Unverträglichkeit gegenüber der ausgetesteten Substanz vor.

Diät zur Diagnostik der Ursache von Fettstühlen
Ist der Stuhl oft schmierig (und hinterlässt Spuren in der Toilette), deutet das auf einen erhöhten Fettgehalt. Dieser erhöhte Fettgehalt kann direkt auf unverdautes Fett zurückzuführen sein oder aber auf unverdaute Kohlenhydrate zurückgehen, da die Darmbakterien unverdaute Kohlenhydrate in Fettsäuren umwandeln.

So gehen Sie vor: Halten Sie drei Tage lang eine strikt fettfreie Diät ein (was ohne entsprechende Diätberatung nicht ganz einfach ist, da es sehr viele versteckte Fettquellen gibt). Wird der Stuhl unter dieser Diät normal, liegt eher eine Fettverdauungsstörung vor (zum Beispiel aufgrund einer Bauchspeicheldrüsenunterfunktion oder einer Gallenfunktionsstörung). Bleiben die Fettstühle trotz fettfreier Diät bestehen, handelt es sich vermutlich um eine Kohlenhydrat-Resorptionsstörung, wie zum Beispiel eine Fruktose- oder Laktoseintoleranz.

> **TIPP: Der Erfolg von Rotationsdiäten**
>
> Wenn Sie ein unverträgliches Nahrungsmittel 14 Tage lang weglassen, heilt die Darmschleimhaut in dieser Zeit womöglich so gut aus, dass Sie das Nahrungsmittel anschließend wieder vertragen – zumindest in kleinen Mengen. Der Erfolg der sogenannten Rotationsdiäten, bei denen immer abwechselnd bestimmte Nahrungsmittel weggelassen werden, ist wahrscheinlich auf diesen Effekt zurückzuführen. Dies sollte Sie aber keinesfalls dazu verleiten, große Mengen eines Nahrungsmittels zu sich zu nehmen, das Sie als unverträglich erkannt haben, da dadurch die Darmschleimhaut rasch wieder gestört wird.

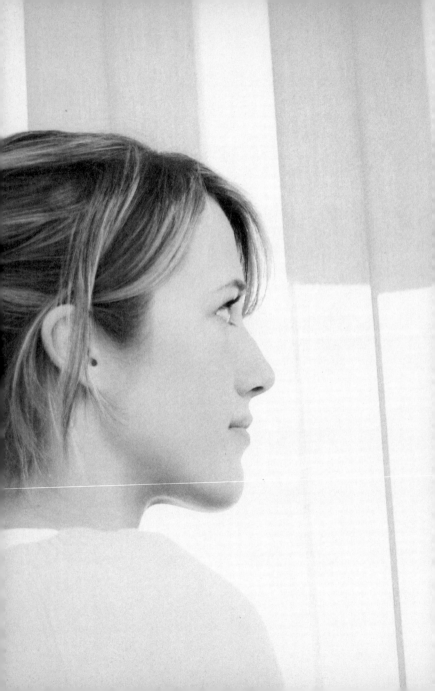

3 Diagnostik

So untersucht der Arzt

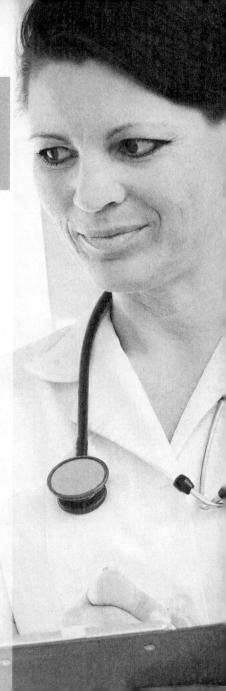

Die Symptome von Nahrungsmittelunverträglichkeiten sind oft nicht eindeutig. Auch der Arzt muss meist eine ganze Reihe von Untersuchungen durchführen, um die Ursache der Beschwerden herauszufinden.

UNTERSUCHUNGEN

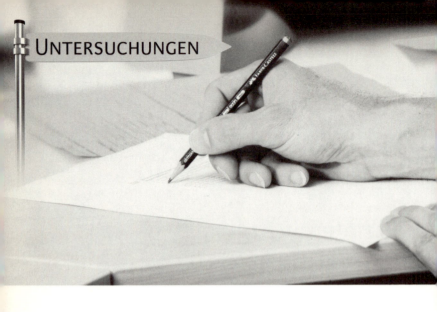

Die wichtigsten Untersuchungen

Wenn Sie vermuten, dass bei Ihnen eine Nahrungsmittelunverträglichkeit vorliegt, sollten Sie einen Arzt aufsuchen. In der Regel ist zunächst Ihr Hausarzt der beste Ansprechpartner. Doch inzwischen bilden sich immer mehr Ärzte auf diesem Gebiet weiter. In Österreich existiert ein Zusatzdiplom für »Ernährungsmedizin«, und in Deutschland können Ärzte in Fortbildungen die Zusatzbezeichnung »Ernährungsmedizin« erwerben.

Unter den Fachärzten sind Internisten, Fachärzte für Allgemeinmedizin sowie Gastroenterologen die besten Ansprechpartner, wenn man an eine Nahrungsmittelintoleranz denkt. Wird eine Nahrungsmittelallergie vermutet, sollten Sie einen Allergologen (meistens handelt es sich dabei um Haut-, Lungen-

oder HNO-Fachärzte mit entsprechender Spezialisierung) aufsuchen.

Da es derzeit kaum Kliniken oder Ambulanzen, geschweige denn niedergelassene Ärzte gibt, die sich auf die Diagnostik von Nahrungsmittelintoleranzen spezialisiert haben, existiert auch noch kein einheitliches, allgemein anerkanntes Diagnoseschema zur Erfassung dieser Unverträglichkeitsreaktionen. Ich möchte daher betonen, dass das hier vorgestellte Schema nicht nur stark vereinfacht ist, sondern auch keinen Anspruch auf Allgemeingültigkeit erhebt. Es ist durchaus möglich, auf anderen Wegen zu ebenso guten Diagnosen zu kommen.

Die Anamnese

Durch Befragung oder mit einem Fragebogen versucht der Arzt, einen Überblick darüber zu bekommen,

- welche Beschwerden bei Ihnen vorliegen (zum Beispiel Bauchschmerzen, Stuhlunregelmäßigkeiten, Durchfall, Verstopfung, Blähungen, Aufstoßen, geschwollene Lippen, Zungenbrennen, Schluckstörungen, Müdigkeit, Depressionen, Kopfschmerzen, Schwindel, Schweißausbrüche, Süßhunger, Hinweise auf Essstörungen etc.) und

- ob Sie schon selbst ein Nahrungsmittel bzw. eine Nahrungsmittelgruppe für das Auftreten von Beschwerden ausmachen konnten (zum Beispiel Obst, Milchprodukte, Vollkornprodukte, Brot, Mehlspeisen, Süßigkeiten, Fettes, Gebackenes, Farbstoffe, diverse E-nummerierte Substanzen etc.).

So untersucht der Arzt

Mögliche Vorgehensweise zur Diagnose von Nahrungsmittelunverträglichkeiten und -allergien	
Anamnese: Fragen nach der Art und dem Zeitpunkt des Auftretens von Beschwerden sowie nach Nahrungsmitteln, bei denen eine Unverträglichkeit vermutet wird.	
bei Verdacht auf Nahrungsmittelallergie ▼ Prick-Test ▼ Blutabnahme und Blutuntersuchung mittels RAST-Test ▼ Weitere Abklärung, d. h. weitergehende Untersuchungen in einer spezialisierten allergologischen Ambulanz	bei Verdacht auf Kohlenhydratresorptionsstörung ▼ H_2-Atemtests ▼ Blutabnahme und Blutuntersuchung zur Abklärung von Histaminintoleranz, Zöliakie, entzündlichen Darmerkrankungen etc. ▼ Evtl. komplette gastroenterologische Abklärung, d. h. eine umfassende Untersuchung des Verdauungstraktes inkl. Magen- und Darmspiegelung

Atemtests

Wenn der Arzt eine Nahrungsmittelunverträglichkeit als Ursache Ihrer Beschwerden vermutet, wird er im nächsten Schritt entsprechende Belastungstests mit den in Verdacht stehenden Nahrungsmitteln durchführen und während des Tests die

Atemgase analysieren. Am häufigsten ist der sogenannte H_2-Atemtest (oder Wasserstoff-Atemtest). Das Messgerät ähnelt einem Alkomaten, wie ihn die Polizei zur Bestimmung des Alkoholgehaltes in der Atemluft verwendet.

Wie funktioniert der H_2-Atemtest?

Der Arzt wird Ihnen nacheinander verschiedene Nahrungsmittelbestandteile (zum Beispiel Fruchtzucker, Milchzucker, Traubenzucker etc.) verabreichen und anschließend die Wasserstoffgehalte in der Atemluft bestimmen. So kann er relativ einfach feststellen, ob der betreffende Nahrungsmittelbestandteil vom Körper aufgenommen wurde oder nicht (Malabsorption) und damit als Ursache für die Entstehung von Verdauungsbeschwerden infrage kommt.

Der Wasserstoff wird von Bakterien im Dickdarm gebildet, gelangt von dort über die Darmwand in die Blutbahn, dann in die Lungen und wird am Ende abgeatmet. Steigt der Wasserstoffgehalt in der Atemluft nach Verabreichung einer Testmahlzeit, so deutet dies auf eine verminderte Aufnahme der Nährstoffe im Dünndarm und ein vermehrtes Bakterienwachstum im Dickdarm hin.

Der Atemtest ist einfach durchzuführen, wenig belastend und hat eine hohe Aussagekraft. Allerdings können etwa fünf Prozent der Untersuchten keinen Wasserstoff bilden (sogenannte Non-H_2-Producer). Bei dieser Personengruppe ist der H_2-Atemtest dann nicht anwendbar. Es sind aber neue Testmethoden in der Entwicklung, bei denen gleichzeitig der Methangehalt in der Atemluft bestimmt wird. Dadurch kann dann die Aussagekraft des Atemtests auf nahezu 100 Prozent erhöht werden.

So untersucht der Arzt

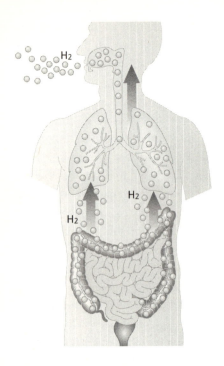

Von den Darmbakterien gebildeter Wasserstoff (H_2) gelangt aus dem Darm ins Blut, von da in die Lunge und in die Ausatemluft.

Andere Atemtests

Neben dem H_2-Atemtest gibt es auch aufwendigere Testverfahren, bei denen in der Atemluft nichtradioaktive stabile Isotope nachgewiesen werden, die natürlicherweise in der Nahrung vorkommen. Dadurch kann die Verstoffwechselung einzelner Nahrungsmittelbestandteile analysiert werden, wodurch wiederum Rückschlüsse auf die Verträglichkeit bestimmter Nahrungsmittel gezogen werden können. Diese vielversprechenden ^{13}C-Atemtestverfahren sind noch in der Entwicklung und können derzeit nur in speziellen Zentren durchgeführt werden.

Die Allergieaustestung

Kommt eine Nahrungsmittelallergie in Betracht, wird der Arzt zunächst eine Allergieaustestung durchführen. Dabei sind der Haut(Prick-)Test und der Blut(RAST-)Test die am häufigsten angewandten Verfahren. Beide Testverfahren dienen zur Diagnostik sogenannter IgE-vermittelter Allergien.

Zusatzinfo

IgE oder IgG, eine Glaubensfrage?

Wenn Mediziner von einer Allergie sprechen, meinen sie in der Regel allergische Reaktionen, die auf die vermehrte Bildung von Antikörpern vom sogenannten IgE-Typ zurückzuführen sind. Diese Abgrenzung ist deshalb von Bedeutung, da eine ganze Reihe von »Nahrungsmittelallergie-Tests« angeboten wird, die auf dem Nachweis von Antikörpern vom IgG-Typ basieren. Allerdings sind IgG-vermittelte Nahrungsmittelunverträglichkeiten wenig untersucht und werden daher in der Regel von Schulmedizinern nicht anerkannt. Zwischen Anbietern und Gegnern solcher Tests tobt ein erbitterter Kampf, der so weit geht, dass Ärzte, die sich gegen diese Tests aussprechen, sogar vor Gericht gezogen werden. Ich möchte deshalb nur so viel dazu sagen, dass es in der Medizin noch nie notwendig gewesen ist, diagnostische Verfahren, die wirklich hilfreich waren, mit Prozessen zu etablieren.

Bei Kindern macht man manchmal noch (doppelblinde) orale Provokationstests mit den vermuteten Nahrungsmittelallergenen, die sich aber in der Diagnostik bei Erwachsenen nicht durchgesetzt haben und nur in darauf spezialisierten Zentren angeboten werden.

Das geschieht beim Prick-Test

Auf die Innenseite des Unterarms werden Tropfen der zu testenden Allergene aufgebracht. Anschließend wird die darunterliegende Haut mit einer kleinen Lanzette leicht angeritzt, damit das in der Flüssigkeit gelöste Allergen in die oberste Hautschicht eindringen kann. Im Falle einer Allergie bildet sich eine juckende Quaddel (Nesselausschlag), und die Haut rötet sich. Bleibt diese Reaktion aus, ist eine Allergie auf die geprüfte Substanz unwahrscheinlich (aber nicht ausgeschlossen). Um bei der Untersuchung Zeit zu sparen, werden beim Prick-Test meistens 10 (–20) Allergene gleichzeitig auf einem (oder beiden) Unterarmen aufgebracht. Fällt ein Prick-Test positiv aus (das heißt, es kommt zu Hautreaktionen), wird zur Bestätigung der Diagnose meistens noch ein RAST-Test angeschlossen.

Wie funktioniert der RAST-Test?

Für den RAST-Test wird dem Patienten lediglich etwas Blut abgenommen. Spezialisierte Labors suchen in den Blutproben nach spezifischen Antikörpern vom IgE-Typ. Können solche Antikörper nachgewiesen werden, gilt die Allergie gegen das jeweilige Nahrungsmittelallergen üblicherweise als bestätigt.

RAST-Tests sind relativ teuer und werden deshalb nicht als »Suchtest«, sondern eher als »Bestätigungstest« bei Verdacht auf eine spezielle Nahrungsmittelallergie durchgeführt. Demgegenüber sind Prick-Tests relativ billig, weshalb sie meistens als »Suchtest« vor dem RAST-Test zur Anwendung kommen. Durch die Kombination beider Testverfahren kann eine hohe Aussagekraft erreicht werden, es muss aber betont werden, dass weder Prick-Tests noch RAST-Tests eine Nahrungsmittelallergie mit absoluter Sicherheit beweisen oder ausschließen können.

DIAGNOSE

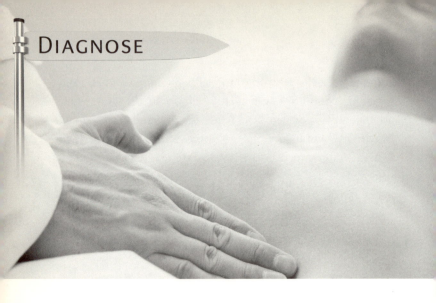

Differenzialdiagnose – Was könnte es noch sein?

Die Symptome einer Nahrungsmittelunverträglichkeit sind leider nicht so eindeutig, dass man andere Erkrankungen von vornherein ausschließen kann. Es gibt verschiedene Erkrankungen, die sich mit ganz ähnlichen Symptomen äußern wie Nahrungsmittelunverträglichkeiten. Oft stellt sich bei den weiteren Untersuchungen auch heraus, dass eine Darmerkrankung vorliegt, in deren Folge es zu Nahrungsmittelunverträglichkeiten gekommen ist. In diesem Fall spricht man auch von »sekundären« Nahrungsmittelunverträglichkeiten.

An sekundäre Nahrungsmittelunverträglichkeiten muss man vor allem dann denken, wenn mehrere Unverträglichkeiten gleichzeitig vorliegen (»multiple Intoleranzen«).

Erkrankungen im Magen-Darm-Bereich

Im Prinzip kann fast jede Erkrankung der Verdauungsorgane mit einer Nahrungsmittelunverträglichkeit verwechselt werden oder mit ihr kombiniert vorkommen, zum Beispiel:

- Zöliakie: Bei dieser Erkrankung kommt es zu einer Zerstörung der Darmzotten; dadurch wird einerseits die Nährstoffaufnahme aus dem Darm, andererseits aber auch die Barrierefunktion des Darms gestört, sodass fast alle Nahrungsmittel Unverträglichkeitsreaktionen hervorrufen können.

> Die Zöliakie war früher eine sehr seltene Krankheit bei Kindern, heute wird sie viel häufiger gefunden und oft erst im Erwachsenenalter diagnostiziert.

- Eine Fehlbesiedelung des Darms mit Mikroorganismen, die Enzyme hemmen, die zur Verdauung von Nahrungsmitteln gebraucht werden, kann zu Symptomen führen, die einer Nahrungsmittelunverträglichkeit ähneln.

- Fehlende Verdauungsenzyme – etwa bei Erkrankungen der Bauchspeicheldrüse – können zu ähnlichen Beschwerden führen.

- Ein gestörtes Zusammenspiel von Darm, Bauchspeicheldrüse, Galle und neuroendokrinen Botenstoffen des Darms kann ebenfalls mit einer Nahrungsmittelunverträglichkeit verwechselt werden.

- Und auch chronisch entzündliche Darmerkrankungen wie Morbus Crohn, Colitis ulcerosa oder Morbus Whipple können ähnliche Beschwerden hervorrufen.

Wenn sich die Beschwerden trotz konsequent eingehaltener Diät innerhalb von vier Wochen nicht eindeutig bessern, muss immer eine umfassende Untersuchung des Magen-Darm-Trakts eingeleitet werden.

Weitere Erkrankungen

Auch Tumorerkankungen (wie gastrointestinale Lymphome oder hormonproduzierende Tumore), Mastozytose, Endometriose oder hormonelle Erkrankungen (prämenstruelles Syndrom etc.) können Nahrungsmittelunverträglichkeiten vortäuschen oder damit einhergehen. Oft kommt es durch das Weglassen positiv getesteter Nahrungsmittel zu einer vorübergehenden oder teilweisen Besserung. Auch hier ist eine weitere Abklärung notwendig, wenn die Beschwerden nicht innerhalb einer angemessenen Zeit (meistens vier Wochen) vollkommen verschwinden.

Hautkrankheiten

Beschwerden, die im Zusammenhang mit bestimmten Hauterkrankungen auftreten, können manchmal an Nahrungsmittelunverträglichkeiten gekoppelt sein.

- Glutenunverträglichkeit kann ein Hinweis auf eine Dermatitis herpetiformis Duhring, das ist eine wiederkehrende juckende Hautentzündung mit herpesähnlichen Bläschen, sein.

- Patienten mit Schuppenflechte (Psoriasis) sprechen manchmal auf eine glutenfreie Diät mit einer Besserung der Hautbeschwerden an.

- Bei Neurodermitispatienten findet man eher Nahrungsmittelallergien oder eine Histaminintoleranz. Spätreaktionen gehen dagegen öfter auf Nahrungsmittelunverträglichkeiten wie zum Beispiel eine Fruktosemalabsorption oder eine Laktoseintoleranz zurück.

- Patienten mit Rosacea, perioraler Dermatitis (Hautentzündung um den Mund) oder Urtikaria (Nesselausschlag) berichten gelegentlich über eine Verbesserung ihrer Hautsymptomatik, nachdem positiv ausgetestete Nahrungsmittelbestandteile weggelassen wurden.

Bei den zuletzt genannten Hautkrankheiten beobachtet man – ähnlich wie bei der Migräne – sehr große individuelle Unterschiede: Während der Zusammenhang zwischen dem Verzehr des Nahrungsmittels und dem Auftreten neuerlicher Beschwerden bei dem einen Patienten offenkundig ist, ist das bei anderen Patienten nicht der Fall. Dies dürfte auch der Grund dafür sein, dass es in wissenschaftlichen Studien bislang nicht wirklich gelungen ist, einen solchen Einfluss nachzuweisen. Trotzdem wird die Rolle von Nahrungsmittelunverträglichkeiten bei Hauterkrankungen in der Regel überschätzt. Selbst wenn manche Patienten mit dem Weglassen einzelner Nahrungsmittel subjektiv eine gewisse Besserung erreichen, sollte doch immer auch eine Abklärung und Behandlung durch den Hautarzt erfolgen.

Zusatzinfo

Alternativmedizinische Diagnose- und Behandlungsmethoden

Nachdem die Nahrungsmittelunverträglichkeiten in den letzten Jahren enorm zugenommen haben, hat sich parallel dazu auch ein Markt für alternativmedizinische oder nichtmedizinische Diagnose- und Behandlungsmethoden entwickelt.

Traditionelle Chinesische Medizin (TCM)

Die Traditionelle Chinesische Medizin wurde von europäischen Ärzten lange auf die Akupunktur reduziert. In letzter Zeit gibt es jedoch immer mehr Repräsentanten der TCM, die sich daran erinnern, dass die Ernährung ein wesentlicher Bestandteil der TCM-Schule ist. Da Chinesen offenbar sehr empfindlich gegenüber verschiedenen Nahrungsmittelbestandteilen sind, hat sich hier ein großer Erfahrungsschatz gebildet. Immer öfter wird jetzt versucht, diese Erfahrungen auf westliche Patienten zu übertragen. Dies geschieht durchaus häufig mit Erfolg, aber nicht immer.

Vielleicht sollte man bedenken, dass Asiaten manche Nahrungsmittel ganz anders verstoffwechseln als Europäer, weil sie genetisch bedingt eine andere Enzymausstattung haben. Insbesondere fehlt vielen Asiaten das Enzym, das Milchzucker aufspaltet, oder das Enzym, das Alkohol abbaut. Daher sind Laktose oder Alkohol für Asiaten »ganz andere« Nahrungsmittel als für Europäer. Es wird sicher noch einige Zeit dauern, bis die europäischen TCM-Ärzte die Erfahrungen der Traditionellen Chinesischen Medizin so übersetzt haben, dass sie auf die Menschen im Westen anwendbar sind.

Homöopathie

Das Prinzip der klassischen Homöopathie lautet: Gleiches soll mit Gleichem geheilt werden. Mit dieser Strategie gehen die Homöopathen auch die Behandlung von Allergien an – mit wechselndem Erfolg. Leider gibt es noch keine Studien, die zeigen, dass der homöopathische Therapieansatz bei Nahrungsmittelunverträglichkeiten erfolgreich ist. Mittels homöopathischer Methoden können jedenfalls keine verlässlichen Diagnosen für Nahrungsmittelunverträglichkeiten gestellt werden. Andererseits liegen ältere Studien vor, in denen Allergien erfolgreich mit homöopathischen Methoden behandelt wurden.

Kinesiologie, Bioresonanz

In letzter Zeit kommen immer öfter Patienten in meine Sprechstunde, denen Heilpraktiker (oder auch ärztliche Kollegen) mit Kinesiologie, Bioresonanz oder auf eine andere nicht nachvollziehbare Art und Weise die Diagnose »Fruktoseintoleranz« oder Unverträglichkeit von anderen Nahrungsmitteln gestellt haben. Eine Diagnose, die sich sehr oft mit dem Atemtest nicht bestätigen lässt und wo ein Auslass- und Reexpositionsversuch mit fruktosehaltigen Nahrungsmitteln auch keine Besserung bzw. Verschlechterung der Symptomatik ergibt.

Bei all diesen Methoden werden auffallend häufig multiple Nahrungsmittelunverträglichkeiten oder »Allergien« diagnostiziert, zum Beispiel gegen Weizen, Fruchtzucker und Milch. Wenn man alle Nahrungsmittel weglässt, die Weizen, Fruchtzucker, Milchzucker und Milcheiweiß enthalten, hat man in der Tat schätzungsweise 80 Prozent aller Nahrungsmittelunverträglichkeiten abgedeckt – allein mit Statistik und ganz ohne exakte Diagnose –, und es wird bei mehr als drei Viertel der betroffenen Patienten zu einer Besserung kommen. Nur bleibt diesen Menschen dann nicht mehr sehr viel zu essen übrig.

Immunologisches Screening

Das Gleiche gilt für die sogenannten immunologischen Screening-Tests, die von vielen Ärzten und Labors zur Erfassung von Nahrungsmittelunverträglichkeiten angeboten werden. Doch wenn von 400 getesteten Nahrungsmitteln 100–200 als unverträglich eingestuft werden, ist die Wahrscheinlichkeit relativ hoch, dank einiger »Zufallstreffer« einen klinischen Erfolg zu erreichen. Aber auch hier sind die Betroffenen oft sehr in ihrer Lebensqualität eingeschränkt, weil auf der umfangreichen Liste der angeblich unverträglichen Stoffe häufig Grundnahrungsmittel stehen und die Menschen nicht mehr wissen, was sie überhaupt noch essen können.

Die Rolle von verschiedenen IgG-Subklassen in der Entstehung von Nahrungsmittelunverträglichkeiten ist bislang nicht eindeutig geklärt. Manche Antikörper haben vermutlich sogar einen schützenden Effekt und sind womöglich als Heilungsversuch des Körpers auf eine Nahrungsmittelunverträglichkeit anzusehen. Ob es dann sinnvoll ist, gerade diejenigen Nahrungsmittel wegzulassen, gegen die solche Antikörper gebildet werden, sei dahingestellt.

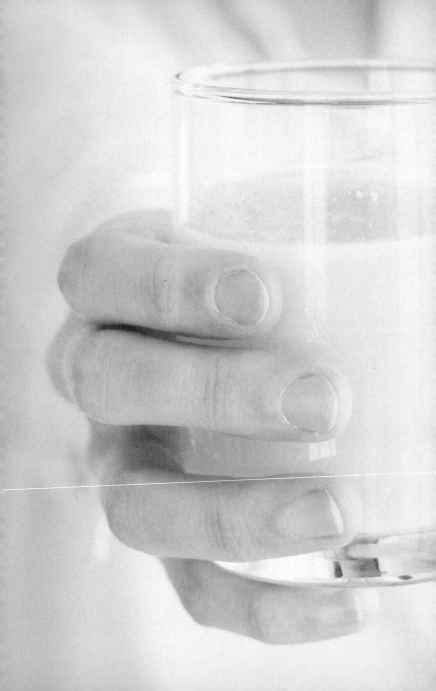

4 Wissen

Die Unverträglichkeiten im Einzelnen

Es würde den Rahmen dieses Ratgebers sprengen, alle bekannten Nahrungsmittelunverträglichkeiten aufzuzählen. Die mit Abstand häufigsten Reaktionen werden von Fruchtzucker, Milchzucker, Histamin und einigen Bestandteilen im Mehl hervorgerufen. Diese machen rund 80 Prozent aller diagnostizierten Nahrungsmittelunverträglichkeiten aus und werden deshalb hier näher beschrieben.

Fruchtzucker

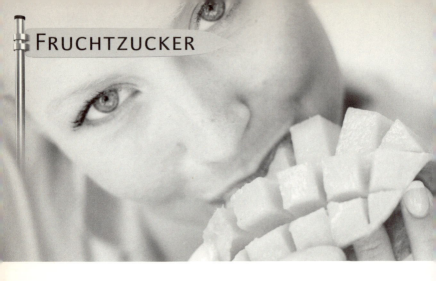

Fruchtzuckerunverträglichkeit

Fruchtzucker oder Fruktose kommt, wie der Name schon sagt, vor allem in Früchten vor. Sie verdanken ihm ihren süßen Geschmack. Der gewöhnliche Haushaltszucker ist ein Zweifachzucker und besteht aus je einem Molekül Glukose und Fruktose. Honig dagegen ist ein Gemisch aus den Einfachzuckern Fruktose und Glukose. Manche Gemüse enthalten Inulin, einen Mehrfachzucker (Polysaccharid) aus Fruktose, anstelle von Stärke als Speicherstoff, so zum Beispiel Schwarzwurzeln, Topinambur und Artischocken. Da man früher der Meinung war, dass Fruktose für Diabetiker günstiger sei als Traubenzucker (wegen des langsameren Blutzuckeranstiegs), wurden – und werden leider noch immer – viele Diabetiker- und Diätprodukte sowie kalorienreduzierte Getränke (»mit natürlicher Fruchtsüße«) mit Fruchtzucker gesüßt.

Fruchtzuckerunverträglichkeit

Wichtige Mitglieder der Zuckerfamilie

Monosaccharide = Einfachzucker

Glukose = Traubenzucker

Fruktose = Fruchtzucker

Galaktose = Schleimzucker

Disaccharide = Zweifachzucker

Saccharose = Haushalts-, Rohr-, Rübenzucker: Glukose und Fruktose

Laktose = Milchzucker: Glukose und Galaktose

Oligo-/Polysaccharide = Mehrfach-/Vielfachzucker

Stärke = Vielfachzucker aus Glukose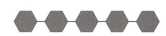

Inulin = Vielfachzucker aus Fruktose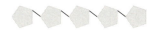

Zuckeralkohol: Sorbit

Die Unverträglichkeiten im Einzelnen

Was ist der Unterschied zwischen Fruktosemalabsorption und Fruktoseintoleranz?

Es gibt zwei verschiedene Formen von Fruktoseintoleranz; in diesem Buch geht es nur um die zweite Form der Fruchtzuckerunverträglichkeit, die auch als Fruktosemalabsorption bezeichnet wird:

1. Die hereditäre Fruktoseintoleranz (HFI) ist sehr selten: Von 100 000 Menschen sind zwischen einem und fünf davon betroffen. Ursache ist ein angeborener Enzymmangel, aufgrund dessen Fruktose nicht richtig verstoffwechselt werden kann. Dadurch kann es zu Schäden von Leber und Nieren sowie zu lebensbedrohlichen Hypoglykämien (Unterzuckerungen) kommen. Betroffene Menschen müssen Fruchtzucker ihr Leben lang vermeiden. Diese sehr seltene Erkrankung bedarf einer speziellen Diät und wird hier nicht weiter besprochen.

2. Die intestinale Fruktoseintoleranz (IFI) oder Fruktosemalabsorption dagegen ist relativ häufig. Man schätzt, dass etwa ein Drittel der Bevölkerung davon betroffen sind. Sie geht auf ein defektes oder überlastetes Transportsystem im Dünndarm zurück. Der sogenannte GLUT-5-Transporter ist das wichtigste Transportsystem für Fruktose. Wenn er nicht funktioniert, kann Fruchtzucker nicht oder nur in zu geringem Umfang aus dem Darm aufgenommen werden: Deshalb spricht man auch von Malabsorption.

Fruchtzuckerunverträglichkeit

Die Aufnahme von Zucker aus dem Darm

Über die Nahrung aufgenommene Kohlenhydrate und Zucker werden von Enzymen in Mehrfach- und Einfachzucker aufgespalten. Die Einfachzucker (Glukose, Galaktose und Fruktose) werden dann durch entsprechende Transportsysteme in bzw. durch die Dünndarmzelle transportiert. Die verschiedenen im Körper vorkommenden Transportsysteme heißen GLUT-1 bis GLUT-12. Daneben gibt es ein weiteres Transportsystem mit der Bezeichnung SGLT-1, welches bevorzugt Glukose in die Dünndarmzelle transportiert.

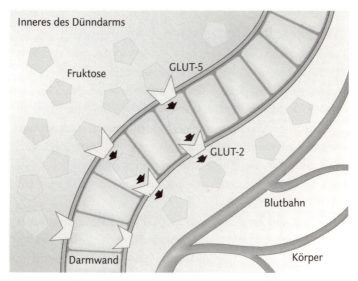

Fruktose wird durch das Transportsystem GLUT-5 in die Dünndarmzelle aufgenommen, wandert durch die Zelle auf die andere Seite und wird vom GLUT-2-Transporter in die Blutbahn entlassen.

Das Transportsystem für Fruktose (GLUT-5) kann angeborenerweise oder erworbenerweise defekt sein. Erworbene GLUT-5-Defekte können vorübergehend oder dauerhaft vorkommen. So wird die Transportkapazität von GLUT-5 durch die Aufnahme von Sorbit mit der Nahrung vorübergehend blockiert, während sie durch gleichzeitige Aufnahme von Glukose stimuliert werden kann. Dies ist der Grund, warum Haushaltszucker (der ja aus Traubenzucker und Fruchtzucker besteht) auch bei Fruktosemalabsorption relativ gut aufgenommen werden kann, da mit jedem Molekül Fruchtzucker gleichzeitig auch ein Molekül Traubenzucker angeboten wird.

Welche Beschwerden können auftreten?

Fruchtzucker, der nicht aus dem Dünndarm aufgenommen wurde, gelangt in den Dickdarm, wo er von Bakterien zu Wasserstoff, Kohlendioxid und kurzkettigen Fettsäuren verstoffwechselt wird. Kurzkettige Fettsäuren können wiederum in Alkohole und Aldehyde umgewandelt werden, von denen manche sehr giftig sind. Diese Stoffwechselprodukte fallen in sehr hohen Konzentrationen an und werden zum Teil resorbiert und zum Teil abgeatmet.

Wasserstoff ist schon wenige Minuten nach Einsetzen des Fermentationsprozesses in der Atemluft nachweisbar und wird deshalb gerne zur Diagnose der Fruktosemalabsorption verwendet. Während der entstehende Wasserstoff keine Beschwerden verursacht, führt die Bildung von Kohlendioxid zu Blähungen und die Bildung von kurzkettigen Fettsäuren zu Durchfall.

Allerdings leiden bei weitem nicht alle Patienten unter diesen Beschwerden. Das Auftreten von Symptomen ist wesentlich von der Art, der Menge und der Lokalisation der den Darm besiedelnden Bakterien abhängig. Eine wesentliche Rolle spielt dabei, ob es bereits im Dünndarm zu Fermentationsprozessen kommt oder ob diese nur im Dickdarm stattfinden (siehe S. 102).

Im Dünndarm findet man in der Regel nur sehr wenige Bakterien, während der Dickdarm extrem dicht besiedelt ist. Dementsprechend werden Fermentationsprozesse im Dünndarm sehr schlecht vertragen, während sie im Dickdarm normal sind und viel seltener zu Beschwerden führen. Die Zellen, welche den Dickdarm aufbauen, sind sogar auf die bei der Fermentation gebildeten kurzkettigen Fettsäuren angewiesen.

Weitere mögliche Begleiterscheinungen

Neben den Leitsymptomen Blähungen und Durchfall sind Bauchschmerzen, die etwa 30–90 Minuten nach einer fruktosehaltigen Mahlzeit auftreten, die häufigsten Symptome. Aber auch gurgelnde Darmgeräusche, Müdigkeit nach dem Essen und Stimmungsschwankungen bis hin zu Depressionen können im Rahmen einer Fruktoseintoleranz auftreten.

Depressionen
Beim Reizdarmsyndrom wird oft eine »psychische Komponente« für die Beschwerden mitverantwortlich gemacht. Auch bei der Fruktosemalabsorption sieht man häufig psychische Veränderungen, meist in Form typischer Serotoninmangelsympto-

Zusatzinfo

Warum machen Sport und Schokolade glücklich?

Es ist bekannt, dass Personen mit Depressionen oft einen ausgeprägten Süß- oder Kohlenhydrathunger entwickeln. Wenn das Gehirn »Serotoninmangel« feststellt, veranlasst es nämlich sofort den Verzehr von Süßigkeiten oder von Kohlenhydraten wie Nudeln, Reis und Kartoffeln. Dadurch kommt es zur Ausschüttung von Insulin, welches nicht nur den Blutzuckerspiegel senkt, sondern auch die Blut-Hirn-Schranke derart beeinflusst, dass die Aminosäure Tryptophan leichter ins Gehirn gelangt. Danach hellt sich die Stimmung prompt auf, weil mehr Serotonin gebildet werden kann.

Dieser Effekt kommt dadurch zustande, dass die »Konkurrenten« von Tryptophan – nämlich die Aminosäuren Leucin, Valin und Isoleucin, die den gleichen Transportmechanismus an der Blut-Hirn-Schranke benutzen wie Tryptophan – kurzerhand in die Muskulatur gepumpt werden.

Den gleichen Effekt kann man aber auch mit Sport erreichen: Durch die Betätigung möglichst vieler Muskelgruppen verbrauchen diese vermehrt die Aminosäuren Valin, Leucin und Isoleucin, die dann nicht mehr mit dem Tryptophan in Konkurrenz stehen. Das ist einer der Gründe, warum Sport bereits zur Stimmungsaufhellung führt, lange bevor die sogenannten Endorphine gebildet werden.

me. Serotonin sorgt im Gehirn (unter anderem) für das Gefühl von Wohlbefinden und Vitalität; deshalb wird der Botenstoff auch als »Glückshormon« bezeichnet. Eine der Ursachen von Depressionen liegt in der verminderten Serotoninbildung.

In eigenen Studien konnten wir zeigen, dass Patienten mit Fruktosemalabsorption im Vergleich zu Personen ohne diese Störung signifikant höhere Depressionsscores aufweisen. Sehr wahrscheinlich geht die Fruktosemalabsorption mit einer Resorptionsstörung der Aminosäure Tryptophan einher, sodass der Tryptophanspiegel dauerhaft erniedrigt ist. Da Tryptophan jedoch der Ausgangsstoff für die Bildung von Serotonin ist, kommt es in der Folge zu Depressionssymptomen – und zu Heißhunger auf Süßes.

Ein Teufelskreis beginnt: Patienten mit Fruktosemalabsorption neigen zu niedrigen Tryptophanspiegeln, weshalb sie Appetit auf Süßes bekommen. Wenn sie dann aber fruchtzuckerhaltige Nahrungsmittel verzehren, hellt sich ihre Stimmung zwar kurzzeitig auf, langfristig führt die Fruktosezufuhr jedoch zu einem noch ausgeprägteren Tryptophanmangel und Süßhunger.

Solange Haushaltszucker der einzige Zucker in unserer Nahrung war, dürfte dieser Teufelskreis nur selten in Gang gekommen sein. Doch die zunehmende Verwendung von Fruchtzucker in der Herstellung von industriellen Nahrungsmitteln und die Propagierung von »zuckerfreien« (und damit meist sorbit- oder xylithaltigen) Nahrungsmitteln verschlechtern die Situation für die Betroffenen. Auch die Empfehlung, »viel Obst zu essen«, wirkt sich in diesem Fall negativ auf die depressive Symptomatik aus.

Zusatzinfo

Was ist das Reizdarmsyndrom?

Aufgrund der Verdauungsbeschwerden, die bei Fruktosemalabsorption auftreten, stellen Ärzte häufig die Diagnose »Reizdarmsyndrom«. Das Reizdarmsyndrom (RDS) zählt zu den »funktionellen« Magen-Darm-Erkrankungen, das heißt, seine Ursache ist nicht bekannt.

Die Symptome des Reizdarmsyndroms ähneln denen einer Fruktosemalabsorption. RDS-Patienten klagen vor allem über Bauchschmerzen, meist im linken oder rechten Unterbauch, Verstopfung abwechselnd mit Durchfall, Blähungen, Müdigkeit, Sodbrennen und plötzlich einsetzendem Stuhldrang bis hin zur Stuhlinkontinenz. Perioden mit weichen, durchfallartigen Stühlen, welche oft mit Schleim-, jedoch immer ohne Blutauflagerungen auftreten, wechseln sich mit Perioden der Verstopfung ab. Typischerweise sind die Beschwerden beim Reizdarmsyndrom allerdings nicht davon abhängig, welche Nahrungsmittel gegessen wurden. Bei der Fruktosemalabsorption dagegen treten die Beschwerden immer nach dem Verzehr von fruchtzuckerhaltigen Nahrungsmitteln auf.

Bei der endoskopischen Untersuchung werden außer einer erhöhten Schmerzempfindlichkeit meistens keine Auffälligkeiten gefunden. Manchmal findet der Arzt bei der Darmspiegelung eine leichte Rötung der Schleimhaut, Biopsien ergeben jedoch in der Regel keine Veränderungen im Gewebe bei der histologischen Untersuchung. Typisch für das RDS ist eine Verstärkung der Symptome durch psychische Einflüsse wie etwa Stress und Angst.

Das Reizdarmsyndrom gehört zu den am häufigsten gestellten Diagnosen in der gastroenterologischen Sprechstunde: Zwischen sechs und 25 Prozent aller Europäer sollen daran leiden, Frauen häufiger als Männer. Da sich dem Reizdarmsyndrom keine eindeutigen objektiven Befunde zuordnen lassen und die beobachteten Beschwerden auch andere Ursachen haben können (wie beispielsweise Fruktosemalabsorption oder andere Nahrungsmittelunverträglichkeiten), sollten Betroffene auf einer genauen differenzialdiagnostischen Abklärung bestehen, um mögliche andere Erkrankungen auszuschließen.

Die Reizdarmpatienten gerne gegebene Empfehlung, vermehrt Milchzucker, Dörrpflaumen oder frisch gepresste Fruchtsäfte zur Beseitigung der Verstopfung zu sich zu nehmen, kann sich negativ auf den Krankheitsverlauf auswirken, wenn etwa eine Laktoseintoleranz oder eine Fruktosemalabsorption übersehen wurde.

Weniger Obst für Depressive? Die Patienten mit Fruktosemalabsorption in unserer Studie konnten durch eine Reduktion der Fruchtzuckerzufuhr, insbesondere durch die Einschränkung des Verzehrs von Fruchtsäften, Honig und Obst, eine signifikante Verbesserung der Depressionswerte erreichen. Dies wirft die Frage auf, ob die allgemeine Empfehlung, viel Obst und Fruchtsäfte zu sich zu nehmen (zum Beispiel Projekte wie »5 am Tag«), wirklich sinnvoll ist, und ob man Nahrungsmittel überhaupt in »gesunde« bzw. »ungesunde« einteilen kann.

Die Kombination mit anderen Kohlenhydrat-Malabsorptions-Syndromen, wie zum Beispiel der Laktoseintoleranz, kann den Serotoninmangel und die Depressionsneigung weiter verstärken. Depressionen scheinen auch bei Patienten mit Reizdarmsyndrom gehäuft vorzukommen. Nach den oben dargestellten Fakten sind psychische Veränderungen bei Patienten mit Reizdarmsyndrom aber eher als Folge denn als Ursache für die Entstehung der klinischen Beschwerden anzunehmen!

Bakterien im Dünndarm

Als »small intestinal bacterial overgrowth syndrome« (SIBOS) bezeichnet man massives Bakterienwachstum im Dünndarm, wo normalerweise kaum Keime vorkommen. Zu einer solchen Fehlbesiedlung kann es kommen, wenn die Ileozökalklappe undicht ist. Die Ileozökalklappe ist eine Schleimhautfalte, die verhindert, dass Dickdarminhalt in den Dünndarm gelangt. Blähungen, wie sie bei der Fruktosemalabsorption vorkommen, führen im Dickdarm zu einer Drucksteigerung, durch die die Ileozökalklappe aufgedrückt werden kann. Das ermöglicht es Bakterien, vom Dickdarm her in den Dünndarm einzudringen und immer weiter nach oben zu wandern.

Das Bakterienwachstum im Dünndarm kann über den Wasserstoffanstieg im Atem leicht nachgewiesen werden. Bei Patienten mit »small intestinal bacterial overgrowth syndrome« treten nach dem Verzehr schlecht resorbierbarer Kohlenhydrate (Ballaststoffe) fast immer Beschwerden auf. Auffällig ist, dass

Fruchtzuckerunverträglichkeit

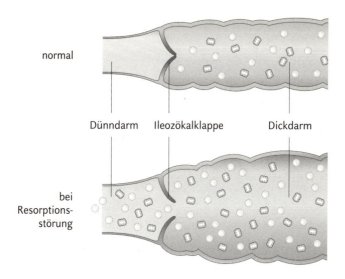

Wenn Kohlenhydrate (wie zum Beispiel Fruktose) nicht resorbiert werden können, vermehren sich die Bakterien im Dickdarm sehr stark und bilden viel Gas. Dadurch kann die Klappe (Ileozökalklappe) zwischen Dick- und Dünndarm aufgedrückt werden, Bakterien gelangen in den Dünndarm und produzieren dort ebenfalls Gas.

diese Patienten oft leicht erhöhte Entzündungswerte aufweisen. Fruktosemalabsorption führt also nicht nur zu vermehrter bakterieller Aktivität im Dickdarm, sondern im fortgeschrittenen Stadium oft auch zu einer Fehlbesiedlung im Dünndarm. Offenbar kann das mit einer milden Form einer (chronischen) Darmentzündung einhergehen, die aber bei der Endoskopie nicht als klar erkennbare Entzündung in Erscheinung tritt.

Fruktose- und Laktoseintoleranz treten oft zusammen auf

Während rund 25 Prozent der Patienten mit Fruktosemalabsorption gleichzeitig eine Laktoseintoleranz haben, kann bei über 80 Prozent der Laktoseintoleranten gleichzeitig eine Fruktosemalabsorption nachgewiesen werden. Nach unseren eigenen Erfahrungen kommt eine isolierte Milchzuckerunverträglichkeit in unseren Breiten nur sehr selten vor. Aufgrund dieser häufigen Kombination von Fruktosemalabsorption und Laktoseintoleranz sollten auf jeden Fall beide Nahrungsmittelunverträglichkeiten abgeklärt werden. In jedem Fall sollten Sie immer auch einen Laktosetoleranztest durchführen lassen, wenn sich Ihre Beschwerden trotz Einhaltens einer fruktosefreien Diät nicht bessern.

Wie wird eine Fruktosemalabsorption festgestellt?

Üblicherweise wird die Diagnose der Fruchtzuckermalabsorption durch einen Atemtest gestellt: Dabei misst man die Konzentration von Wasserstoff (und Methan) im Atem der Testperson, nachdem diese auf nüchternen Magen 25 Gramm Fruchtzucker, aufgelöst in ca. 250 Milliliter Leitungswasser, zu sich genommen hat. Die Messungen erfolgen in mindestens halbstündigen, besser viertelstündigen Abständen während mindestens zwei Stunden. Steigt die Wasserstoffkonzentration im Atem über einen bestimmten Wert an, geht man von einer Fruktosemalabsorption aus.

> ## Zusatzinfo
>
> **Was sind Non-H$_2$-Producer?**
> Bei manchen Menschen regt die Fruktoselösung nicht nur das Wachstum von Wasserstoff produzierenden Bakterien an, sondern auch das von Wasserstoff verbrauchenden (zum Beispiel Methan produzierende Bakterien). Im Extremfall ist der »Verbrauch« von Wasserstoff (chemisches Zeichen H$_2$) so hoch, dass er dann in der Atemluft nicht mehr nachgewiesen werden kann (siehe auch Abb. auf S. 78).

Wenn man gleichzeitig Wasserstoff und Methan in der Atemluft bestimmt, kann eine Fruktosemalabsorption mit nahezu 100-prozentiger Sicherheit festgestellt werden. Die Tauglichkeit anderer Testmethoden (wie Stuhluntersuchungen, Blutzuckerbestimmungen, kinesiologische Untersuchungen, Bioresonanz etc.) für die Diagnose einer Fruktosemalabsorption ist wissenschaftlich nicht abgesichert; sie sind daher nicht geeignet.

Welche Nahrungsmittel sollte man meiden?

Die wichtigste Maßnahme ist die Verringerung des mit der Nahrung aufgenommenen Fruchtzuckers – dazu zählt vor allem die Einschränkung des Konsums von Obst, Fruchtsäften, Honig und insbesondere von »Diät- und Diabetikerprodukten«.

Selbst die allgemein bekannte Empfehlung, einen Apfel pro Tag zu verzehren (»an apple a day keeps the doctor away«), sollte von Patienten mit Fruktosemalabsorption nicht befolgt werden.

Daneben muss auch die Zufuhr von Sorbit absolut vermieden werden, da Sorbit die GLUT-5-Transporter blockiert, mit denen Fruktose aus dem Darm aufgenommen wird, und so die Fruktosemalabsorption noch verschlechtert.

 Sie müssen nicht völlig auf Fruktose verzichten!

Wir sind allerdings auch davon abgegangen, eine völlig fruktosefreie Diät zu empfehlen. Lediglich am Anfang der Therapie kann dies sinnvoll sein, um die Bakterien, die vom Fruchtzucker leben, »auszuhungern«. Nach spätestens vier Wochen sollten Sie jedoch versuchen, wieder kleine Mengen Fruchtzucker zuzuführen. Tun Sie das nicht, reagieren Sie nach einiger Zeit womöglich noch empfindlicher auf versteckte Fruchtzuckerquellen.

Die Ursache für dieses Phänomen liegt vermutlich darin, dass die Fruktosetransportsysteme (GLUT-5) ihre restliche Funktion weitgehend einstellen, wenn mit der Nahrung gar keine Fruktose mehr geliefert wird. Enthält die Nahrung jedoch immer wieder kleine Mengen Fruktose, dann kann dieses Pumpsystem »in Gang gehalten werden«, was zu einer gewissen Toleranz gegenüber diesem Zucker führt.

Meiden Sie:

- Obst,
- Fruchtsäfte,
- Honig,
- Diabetikerprodukte,
- sorbithaltige Produkte (oft als »zuckerfrei« oder als »Diätprodukt« bezeichnet),
- Fertigmüslis,
- Produkte, die mit »Natursüße« oder »Fruchtsüße« werben.

Auf Haushaltszucker (Saccharose) braucht man dagegen nicht zu verzichten, da der darin enthaltene Traubenzuckeranteil die Aufnahme von Fruktose erleichtert. Im Prinzip könnte fruchtzuckerhaltiges Obst durch den gleichzeitigen Verzehr von Traubenzucker verträglicher gemacht werden. Wir raten in letzter Zeit jedoch davon ab, da damit sehr oft eine Fehlbesiedlung des Dünndarms provoziert wird – vor allem dann, wenn auf diese Weise große Mengen Fruchtzucker verträglich gemacht werden sollen.

Was tun, wenn die Beschwerden trotz Diät nicht verschwinden?

Wenn Ihre Beschwerden bestehen bleiben, obwohl Sie Fruktose weitgehend meiden, sollten weitere Resorptionsstörungen (mittels Atemtest) ausgeschlossen und gegebenenfalls diätetisch behandelt werden.

Bestehen weitere Resorptionsstörungen?

Vor allem Mehrfachzucker (Oligosaccharide), die grundsätzlich nicht resorbiert werden können, verschlimmern häufig die Beschwerden von Patienten mit Fruktosemalabsorption. Deshalb sollten Sie Nahrungsmittel, die Stachyose, Verbascose, Raffinose, Fruktooligosaccharide (Abkürzung meist »FOS«) oder Inulin enthalten (Bohnen, Kraut-, Kohl- und Lauchgemüse und mit Inulin angereicherte Müslis), zumindest zu Beginn der Therapie vermeiden. Nach eintretender Besserung können Sie diese Nahrungsmittel dann langsam wieder zuführen. Da es heute kaum mehr fertig abgepackte Müslis gibt, die kein Inulin oder (Oligo-)Fruktose enthalten, sollte auf das »gesunde« Frühstücksmüsli dauerhaft verzichtet werden.

Meiden Sie Nahrungsmittel, die einen dieser Bestandteile enthalten:

- Stachyose,
- Verbascose,
- Raffinose,
- Fruktooligosaccharide (FOS),
- Inulin,
- resistente Stärke,
- modifizierte Stärke.

Liegt eine Kohlenhydratmaldigestion vor?

Dies könnte ebenfalls ein Grund für das Nichtansprechen einer diätetischen Therapie bei Fruktosemalabsorption sein. Unter

Kohlenhydratmaldigestion versteht man die Unfähigkeit, Kohlenhydrate in die einzelnen Zuckerbausteine aufzuspalten. Heutzutage werden immer mehr Nahrungsmittel mit sogenannter »resistenter Stärke« oder »modifizierter Stärke« versehen. Modifizierte Stärke kann von den meisten Menschen nicht sehr gut in ihre Bestandteile zerlegt werden, wodurch ein ähnlicher Zustand eintritt wie bei der Fruktosemalabsorption. Deshalb sollten Sie alle Nahrungsmittel, bei denen diese Begriffe auf dem Etikett zu finden sind, zumindest in der Anfangsphase der Therapie (besser aber dauerhaft) vermeiden.

Welche Rolle spielen Umweltfaktoren?

Umweltfaktoren, Stimmung, Stress, Depressionen, Menstruationszyklus und andere Situationen, die mit sogenannten anticholinergen Stimuli einhergehen, können einen Einfluss auf die Verträglichkeit von Kohlenhydraten haben. Anticholinerge Stimuli (zum Beispiel bei Stress) führen zu einer verminderten Speichelbildung und schränken auch die Funktion der Bauchspeicheldrüse ein. Dies führt dazu, dass Kohlenhydrate schlechter verdaut werden und damit als Nahrung für die Bakterien im Darm dienen, wodurch eine Fehlbesiedelung begünstigt und die für die Fruktosemalabsorption typischen Symptome noch weiter verschlechtert werden können.

Wann sind Antibiotika nötig?

Antibiotika können in besonders hartnäckigen Fällen sinnvoll sein, da die Symptome bei Fruchtzuckermalabsorption von der bakteriellen Besiedlung des Dickdarms abhängen. Manche Antibiotika können aber die Beschwerden einer Fruktosemalabsorption auch verschlechtern. Eine antibiotische Therapie bei Patienten mit Fruktosemalabsorption gehört deshalb in die Hand eines erfahrenen Arztes.

Es ist jedoch immer zu bedenken, dass eine Fruktosemalabsorption auch Symptom einer anderen Darmerkrankung sein kann. Bei ausbleibender Besserung sollte daher immer eine umfassende Untersuchung des Magen-Darm-Trakts erfolgen.

Häufig besteht eine kombinierte Fruktose- und Sorbitunverträglichkeit

Die Sorbitintoleranz und die intestinale Fruktoseintoleranz hängen eng zusammen. Einerseits hemmt Sorbit die Aufnahme von Fruktose (Fruchtzucker) im Darm, andererseits kann Sorbit im Körper in Fruchtzucker umgewandelt werden, und schließlich kommen Fruchtzucker und Sorbit in der Natur sehr häufig kombiniert vor.

Wenn Sorbit alleine nicht resorbiert werden kann, spricht man von einer isolierten Sorbitmalabsorption (wenn keine Beschwerden auftreten) bzw. von einer isolierten Sorbitintoleranz (wenn während des Sorbitbelastungstests Beschwerden aufgetreten sind). Die Diagnose erfolgt durch einen H_2-Atemtest, wobei die Belastung in der Regel aus 12,5 Gramm Sorbit gelöst in 250 Milliliter Wasser besteht.

Viel häufiger ist jedoch die kombinierte Fruktose- und Sorbitunverträglichkeit. Das heißt, Fruchtzucker und Sorbit werden jeweils alleine vertragen, nimmt man sie jedoch in Kombination zu sich (wie das zum Beispiel bei Dörrobst der Fall ist), kann es zu Beschwerden kommen. In diesem Fall spricht man von einer sorbitabhängigen Fruktosemalabsorption oder sorbitabhängigen intestinalen Fruktoseintoleranz (wenn Beschwerden während des Belastungstests aufgetreten sind). Die Diagnose erfolgt ebenfalls mit einem H_2-Atemtest; in diesem Fall wird meist mit einer Mischung aus 12,5 Gramm Sorbit und 12,5 Gramm Fruktose in 250 Milliliter Wasser belastet.

Welche Beschwerden treten auf?

Personen mit Sorbitintoleranz bzw. sorbitabhängiger intestinaler Fruktoseintoleranz leiden unter den gleichen Beschwerden wie Menschen mit intestinaler Fruktoseintoleranz: Blähungen, Durchfälle, Aufstoßen, Bauchschmerzen, Übelkeit und Fettstühle. Daneben besteht die Gefahr, dass es bei den Betroffenen zu bakteriellen Fehlbesiedelungen im Dünndarm kommt.

Sorbit ist in vielen industriell gefertigten Lebensmitteln enthalten

Sorbit (E 420) zählt zu den Zuckeralkoholen und wird in der Lebensmittelindustrie als Zuckeraustauschstoff eingesetzt. Auch andere Zuckeralkohole, wie Xylit, Lactit oder Maltit, werden immer häufiger in der Lebensmittelverarbeitung verwendet. Die dadurch verursachten Unverträglichkeitsreaktionen sind noch schlecht untersucht, dürften aber im Großen und Ganzen der Sorbitintoleranz entsprechen.

Da Sorbit die Eigenschaft hat, Wasser anzuziehen, wird es sehr gerne in Backwaren als Feuchthaltemittel verwendet (Muffins, verpackte Kuchen und Ähnliches). Wenn Sie also eine Backware offen liegen lassen und diese nach ein bis zwei Tagen

Übersicht über den Sorbitgehalt einiger Lebensmittel

Lebensmittel	Sorbitgehalt in g/100 g
Diabetikerzucker	99,0
Diabetikersüßigkeiten	90,0
Diabetikerbrotaufstriche	27,3
getrocknete Birne	10,5
Marmelade mit Fruchtzucker aus Zitrusfrüchten	9,2
Konfitüre mit Fruchtzucker aus Steinobst	9,1
Konfitüre/Marmelade mit Fruchtzucker für Diabetiker	9,1
Konfitüre mit Fruchtzucker aus Beerenobst	9,0
getrocknete Pflaumen	7,8
Pflaumenmus	6,0
getrockneter Pfirsich	5,4
Konfitüre mit Zuckeraustauschstoff und Süßstoff aus Beerenobst	5,3
getrocknete Aprikosen	4,7
Apfel, geschält, getrocknet	3,2
Apfel, getrocknet	2,8
frische Birne	2,2
Birnenfruchtsaft	2,0
getrocknete Obstmischung	1,8

Lebensmittel	Sorbitgehalt in g/100 g
Dörrpflaumenkompott, Birnenkompott	1,5
frische Pflaumen	1,4
Pflaumenfruchtsaft	1,3
Birne, Konserve	1,2
Pflaumenkompott	1,0
frische Pfirsiche und Steinobst, getrocknete Weintrauben	0,9

noch nicht »altbacken« ist, können Sie davon ausgehen, dass das Produkt größere Mengen Fruchtzucker, Sorbit oder einen anderen Zuckeralkohol enthält. Darüber hinaus findet man Sorbit beispielsweise auch in Senf, Mayonnaisen, Toastbrot, Biskuit, Schokoladen- und Pralinenfüllungen.

Bei industriell gefertigten Nahrungsmitteln ist Sorbit vor allem in Diabetikerprodukten und vielen sogenannten »zuckerfreien« Light-Produkten enthalten. Darüber hinaus werden Müslimischungen immer häufiger mit Sorbit gesüßt, weil der Hersteller dann »zuckerfrei« auf die Packung schreiben kann. Diese Entwicklung ist höchst bedenklich, da schätzungsweise 80 Prozent der westlichen Bevölkerung Sorbit nicht resorbieren können und die Mehrzahl der Menschen, die solche Produkte essen, Beschwerden entwickeln. Vermutlich ist das den Lebensmittelherstellern durchaus bewusst, sieht man doch auf sehr vielen Verpackungen von Süßwaren die Aufschrift »kann bei häufigem Verzehr abführend wirken«.

Besonders problematisch sind Kaugummis, die fast alle mit einem Zuckeralkohol und nicht mehr mit Zucker gesüßt werden. Isst man solche sorbithaltigen Kaugummis nach einer Mahlzeit, die viel Fruchtzucker enthalten hat, kann schon die Sorbitmenge von nur einem oder zwei Kaugummis bei manchen Personen die Resorption des zuvor mit der Mahlzeit gegessenen Fruchtzuckers hemmen. Wenn Sie an einer sorbitabhängigen Fruchtzucker-Resorptionsstörung leiden, wundern Sie sich dann, dass Sie die gleichen Nahrungsmittel einmal vertragen (nämlich wenn Sie danach keinen Kaugummi kauen) und einmal nicht (nämlich wenn Sie danach einen Kaugummi kauen).

Bedenkt man, dass solche Resorptionsstörungen zu bakteriellen Fehlbesiedelungen im Dünndarm und damit auch zu schlechtem Mundgeruch führen können und dass eben dieser schlechte Mundgeruch von vielen Personen zum Anlass genommen wird, häufig Kaugummi zu kauen, kann sich hier ein Teufelskreis entwickeln: Schlechter Mundgeruch ► häufiger Kaugummiverzehr ► Resorptionsstörung ► Fehlbesiedelung ► schlechter Mundgeruch ► noch mehr Kaugummiverzehr.

Sorbit kommt natürlicherweise in Früchten vor

Natürlicherweise kommt Sorbit hauptsächlich in Früchten (Steinobst wie Aprikosen oder Pflaumen und Kernobst wie Äpfel oder Birnen) und konzentriert in Dörrobst vor. Manche Menschen mit Sorbitunverträglichkeit entwickeln schon instinktiv eine Abneigung gegen diese Nahrungsmittel. Das Vorkommen von Sorbit in Zahnpasta dagegen hat keine relevante Wirkung auf den Darm, sofern diese nicht verschluckt wird.

LAKTOSE

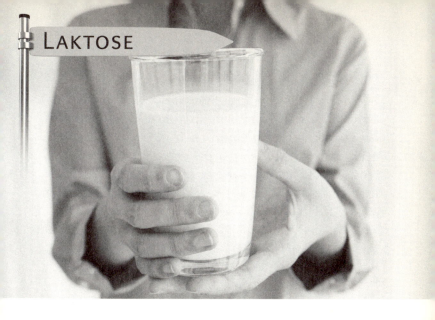

Laktoseintoleranz

Laktose oder Milchzucker ist ein Zweifachzucker, der aus einem Molekül Glukose und einem Molekül Galaktose besteht. In der Nahrung kommt Laktose natürlicherweise vor allem in der Milch und in Milchprodukten vor. Heute ist Laktose aber auch in sehr vielen anderen Produkten zu finden, da die Lebensmittelindustrie immer häufiger Milchzucker verwendet. Das ist der Grund, warum die Unverträglichkeitsreaktionen durchaus nicht auf Milch und Milchprodukte beschränkt sind. Immer dann, wenn auf den Etiketten Angaben wie »(Mager-)Milchpulver«, »Molke«, »Milchzucker«, »Laktose« oder »Hergestellt aus Milch« zu finden sind, ist mit Milchzucker in einem Produkt zu rechnen.

Wie kommt es dazu?

Damit Laktose aus dem Darm aufgenommen werden kann, muss der Doppelzucker zunächst in seine Bestandteile Glukose und Galaktose zerlegt werden. Das ist die Aufgabe des Enzyms Laktase, das sich in den Darmzotten des Dünndarms befindet. Das Krankheitsbild der Laktoseintoleranz kommt durch einen Mangel an diesem Enzym zustande.

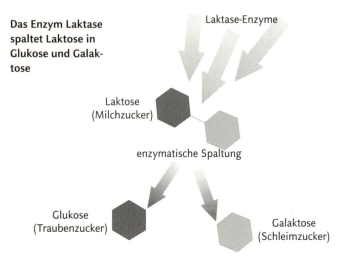

Das Enzym Laktase spaltet Laktose in Glukose und Galaktose

Ist der Enzymmangel angeboren, spricht man von *primärer* Laktoseintoleranz. Ist er Folge einer Schädigung der Dünndarmschleimhaut durch eine Krankheit, handelt es sich um eine *sekundäre* Laktoseintoleranz.

Der endemisch vorkommende primäre Laktasemangel stellt weltweit die häufigste Form der Laktoseintoleranz dar. Rund

Verschiedene Möglichkeiten, wie es zu Laktoseintoleranz kommen kann

Formen der primären (angeborenen) Laktoseintoleranz

endemischer (ethnisch bedingter) Laktasemangel (häufig)

entwicklungsbedingter Laktasemangel bei Frühgeborenen (selten, Reifungsproblem)

kongenitaler Laktasemangel (Erbkrankheit, extrem selten)

Formen der sekundären (erworbenen) Laktoseintoleranz

bakterielle Fehlbesiedelung des Dünndarms (»small intestinal bacterial overgrowth syndrome«, SIBOS)

Schädigung der Dünndarmschleimhaut (Mucosaschädigung) durch eine der folgenden Ursachen:
- glutensensitive Enteropathie (Zöliakie)
- chronisch entzündliche Darmerkrankungen (Morbus Crohn)
- Dünndarmentzündung (Enteritis):
  - durch Medikamente (zum Beispiel nichtsteroidale Antirheumatika, Polychemotherapie u. a.)
  - durch Strahlen (Bestrahlung im Rahmen einer Tumortherapie)
  - durch Infektionskrankheiten (zum Beispiel durch enteropathogene E. coli oder andere Erreger wie HIV, Giardia lamblia, Cryptosporidium oder Mikrosporidien u. a.)

zu geringe Kontaktzeit (bei beschleunigter Darmpassage, bei verkürztem Darm [Kurzdarmsyndrom], nach Entfernung des Magens [Gastrektomie] u. a.)

drei Viertel der Weltbevölkerung verliert – so wie auch die meisten Säugetiere – nach dem Abstillen die Fähigkeit, Laktose aufzuspalten. In den meisten Fällen von endemischer Laktoseintoleranz verschwindet die Enzymaktivität aber nicht plötzlich, sondern allmählich, meistens innerhalb der ersten fünf Lebensjahre. Die Laktaseaktivität geht in der Regel jedoch nicht vollständig verloren, und die Aktivität des Enzyms lässt sich in gewissem Umfang (wieder) anregen (induzieren), wenn man über längere Zeit laktosehaltige Produkte verzehrt.

Interessanterweise gibt es eine charakteristische geographische Verteilung für die endemische Laktoseintoleranz mit einem Süd-Nord-Gefälle. In Skandinavien verlieren nur etwa 3–8 Prozent der Bevölkerung nach dem Abstillen die Laktaseaktivität. In Deutschland sind etwa 13–14 Prozent, in Österreich etwa 20 Prozent der Bevölkerung laktoseintolerant. Durch den zunehmenden Anteil von Gastarbeitern und Einwanderern aus dem Mittelmeerraum nimmt der Anteil an Laktoseintoleranten ständig zu, sodass heutzutage mit einer Häufigkeit von ca. 25 Prozent der Bevölkerung gerechnet werden muss. Im Mittelmeerraum steigt der Bevölkerungsanteil mit Laktoseintoleranz auf etwa 70 Prozent, und in Afrika nahe der Äquatorialzone haben 98 Prozent der Bevölkerung eine Laktosemaldigestion.

Zusatzinfo

Geographie der Laktoseintoleranz und die Folgen der Globalisierung

Die Bevölkerungen Südostasiens und Zentralafrikas sowie die Bewohner der Mittelmeerländer sind häufig von Laktoseintoleranz betroffen. Wie kommt es zu diesem Süd-Nord-Gefälle?

Sonne und Vitamin D

Die gängigste Erklärung schreibt diese Verteilung der Laktoseintoleranz der Sonneneinstrahlung zu. In Ländern mit geringer Sonneneinstrahlung besteht ein höherer Bedarf, Vitamin D über die Nahrung abzudecken, weil dort die Umwandlung von 7-Dehydrocholesterin (Vorstufe von Vitamin D) in Cholecalciferol (Vitamin D_3) in der Haut nur in geringem Ausmaß möglich ist. Demgegenüber steht die Beobachtung, dass verschiedene nomadische Stämme Afrikas, wie die Tuareg oder Massai, die intensive Viehzucht betreiben, Milchtrinker sind und keine Laktoseintoleranz haben. Auch in Asien ist die Mehrzahl der Bevölkerung laktoseintolerant (etwa 87 Prozent). Auch dort gibt es einige nomadische Völker, die vorwiegend von Viehzucht leben und sich auch von Milch ernähren.

Klima und Umwelt

Meiner Meinung nach hat die geographische Verteilung

der Laktoseintoleranz weniger mit der Vitamin-D-Versorgung zu tun als damit, ob das jeweilige Volk darauf angewiesen war, sich von Tieren und Tierprodukten zu ernähren: Dort, wo die klimatischen Verhältnisse und die längere Sonneneinstrahlung für ausreichenden Pflanzenwuchs und damit für pflanzliche Nahrung sorgten, war es nicht nötig, sich mit Milch(produkten) zu ernähren. Die Menschen dieser Weltgegenden verloren – ebenso wie die meisten Säugetiere – mit zunehmendem Alter die Fähigkeit, Laktose aufzuspalten. Wo jedoch die Tage kurz und das Klima rau waren oder wo Nahrungspflanzen aufgrund von Wassermangel nur schlecht gediehen, mussten sich die Menschen von Tieren und tierischen Produkten ernähren. Der karge Boden zwang sie oft, als Nomaden zu leben. In solchen Regionen war es ein Selektionsvorteil, wenn man Milch trinken konnte, ohne daran zu erkranken. In diesen Kulturen wurden die Kinder auch nach dem Abstillen weiterhin mit tierischer Milch versorgt, sodass die Aktivität des Enzyms Laktase weiter stimuliert wurde. Kinder, die ständig Laktase bilden konnten, hatten bessere Überlebenschancen.

Evolution und Ernährung

Eine Folge dieser evolutionären Entwicklung ist, dass die verschiedenen Völker ihre bodenständige Ernährungsweise an ihre Enzymausstattung angepasst haben. So findet man im Mittelmeerraum eine ganz andere Küche als in England, Deutschland oder Skandinavien. In Griechenland, wo etwa

70 Prozent der Bevölkerung laktoseintolerant ist, wird Fetakäse so hergestellt, dass die Laktose durch Mikroben im Rahmen des Fermentationsprozesses weitgehend abgebaut wird. Das Gleiche gilt für andere typisch südländische Käsearten wie etwa Parmesan. Ein in der Türkei hergestellter Kefir oder Joghurt ist in der Regel fetter und laktoseärmer als das gleiche Fermentationsprodukt in Nord- und Mitteleuropa.

In nördlichen Ländern besteht bei der Verarbeitung von Milchprodukten keine Notwendigkeit, den Fermentationsprozess so zu gestalten, dass das Endprodukt laktosefrei ist, während dies in Regionen mit endemischer Laktoseintoleranz für den wirtschaftlichen Erfolg des Milchprodukts wesentlich ist. Der Laktosegehalt von Käse, der in Dänemark, Deutschland oder Holland hergestellt wurde, ist demnach anders als der von Käse aus dem Mittelmeerraum. Diese Kenntnis ist von besonderer Bedeutung, da mit zunehmender Globalisierung die Herstellung von Nahrungsmitteln »zentralisiert« wird, um die Produkte dann in die einzelnen Länder zu exportieren.

Globalisierung führt zu mehr Laktoseintoleranz
Da bei der Herstellung von Milchprodukten in Deutschland kaum Rücksicht auf die genetischen Gegebenheiten von Mittelmeeranrainern genommen wird, die deutschen Milchprodukte aber sehr wohl in diese Länder gelangen, ist damit zu rechnen, dass die klinisch relevanten Laktoseintole-

ranzen dort in bedeutendem Ausmaß zunehmen werden. Gleichzeitig ist durch den Zuzug von Menschen aus dem Mittelmeerraum in nördliche Länder auch mit einer Zunahme an klinisch relevanten Laktoseintoleranzen in unseren Breiten zu rechnen.

Die Tatsache, dass Milchpulver nun auch nach Indien und China verkauft wird, macht einerseits die Milchprodukte in Europa teurer, andererseits wird es in absehbarer Zukunft zu einer massiven Zunahme von Patienten mit Laktoseintoleranz in Asien führen. War die Laktoseintoleranz früher, als es diese Entwicklung noch nicht gab, eine Normvariante, wird sie heute zu einer Krankheit, die immer öfter behandelt werden muss. Auf diese Weise tragen wirtschaftliche Entwicklungen zur Entstehung neuer Krankheiten und zur Erhöhung der Gesundheitskosten bei.

Welche Beschwerden sind typisch?

Fehlt das Enzym Laktase, kann Laktose nicht mehr in seine Bestandteile Galaktose und Glukose aufgespalten werden. Die Laktosemoleküle gelangen in tiefere Darmabschnitte, wo sie von Darmbakterien vergoren werden. Dabei entstehen vor allem Wasserstoff (der keine Beschwerden verursacht), Kohlendioxid und kurzkettige Fettsäuren. Die Fettsäuren werden von den Darmbakterien weiter in Alkohole und Aldehyde umgewandelt.

Blähungen

Kohlendioxid führt vor allem dann zu Beschwerden, wenn es in großen Mengen entsteht. Die Menge hängt von der aufgenommenen Laktosemenge ab sowie davon, ob noch andere Resorptionsstörungen (zum Beispiel Fruktosemalabsorption) vorliegen. Unter Umständen werden nach einer Mahlzeit mehrere Liter Kohlendioxid gebildet. Blähungen, die im unteren Teil des Dickdarms entstehen, können relativ leicht abgelassen werden (Flatulenz).

Bauchschmerzen

Gasbildung im Dünndarm dagegen (Meteorismus, zum Beispiel im Rahmen einer bakteriellen Fehlbesiedelung) wird wesentlich unangenehmer wahrgenommen. Hier oder im oberen Abschnitt des Dickdarms gebildete Gase müssen über die Darmwand resorbiert werden, sie gelangen ins Blut und werden über die Lunge abgeatmet. Auf diesem Weg kann (muss aber nicht) Laktoseintoleranz auch zu schlechtem Mundgeruch beitragen.

Durchfall

Die kurzkettigen Fettsäuren (vor allem Essigsäure, Propionsäure und Buttersäure) bilden einen osmotischen Gradienten, das heißt, sie »ziehen« Wasser in den Darm, welches aus den Blutgefäßen geholt wird. Durch den vermehrten Einstrom von Wasser in den Darm kommt es zu Durchfall (osmotische Diarrhö). Gleichzeitig wird die Darmperistaltik gesteigert, was sich in gurgelnden Darmgeräuschen äußert.

Die Bakterien im Darm können noch andere biologisch aktive Substanzen bilden. Je nachdem, welche das sind (zum Beispiel Histamin), kann es zu weiteren Symptomen kommen.

Weniger typische Beschwerden

Schmieriger Stuhl
Manche Menschen verspüren kaum Blähungen und haben keinen Durchfall, bekommen aber schmierige Stühle. Das bedeutet, dass der Fettgehalt im Stuhl erhöht ist. Ursache kann neben einer gestörten Fettverdauung auch eine gestörte Kohlenhydratverdauung (wie die Laktoseintoleranz) sein. In diesem Fall entsteht das Fett im Stuhl durch die Darmbakterien, welche die nicht resorbierte Laktose in Fettsäuren umwandeln.

Schwimmender Stuhl
Manche Menschen spüren die Gasbildung im Darm nicht oder empfinden die Gasbildung als »normal«, ohne das Gefühl zu haben, an Blähungen zu leiden. Ein normal zusammengesetzter Stuhl geht im Wasser unter, schwimmt der Stuhl, so ist dies ein Hinweis auf vermehrte Gasbildung durch Darmbakterien und darauf, dass die Verdauung nicht in Ordnung ist.

Sodbrennen
Wenn nach laktosehaltigen Mahlzeiten Sodbrennen auftritt, kann eine Laktoseintoleranz die Ursache sein.

Müdigkeit
Müdigkeit nach laktosehaltigen Mahlzeiten kann ebenfalls ein Hinweis auf Laktoseintoleranz sein.

Migräne

Bei manchen Migränepatienten können laktosehaltige Mahlzeiten einen Migräneanfall auslösen.

Positive und negative Einflüsse auf die Laktoseintoleranz

Urlaub

Typischerweise berichten Patienten mit Laktoseintoleranz, dass ihre Beschwerden im Urlaub besser werden. Oft vermuten sie deshalb psychische Probleme oder Stress als Ursache ihrer Verdauungsprobleme. Das ist ein Trugschluss: Psychisch bedingte Verdauungsbeschwerden verschlimmern sich im Urlaub eher, weil man dann mehr Zeit für sich hat; so können psychosomatische Beschwerden stärker wahrgenommen werden, die sonst im Stress verdeckt waren. Ganz anders bei Menschen mit Laktoseintoleranz: Da viele beliebte Urlaubsziele in Regionen liegen, in denen die Laktoseintoleranz endemisch ist, finden sie dort auch eine Küche vor, die der Laktoseintoleranz zugutekommt. In den Mittelmeerländern, Asien oder Afrika ist die Nahrung in der Regel laktosearm.

Darmflora

Die Beschwerden bei Laktoseintoleranz hängen im Wesentlichen von der bakteriellen Besiedlung des Darms ab und davon, ob eine bakterielle Fehlbesiedlung des Dünndarms vorliegt. Durch Änderung der Umweltbedingungen (Reisen) oder der Ernährung kann es zu einer wesentlichen Änderung der Darmflora und damit auch zu einer Änderung oder gar zum Verschwinden der klinischen Symptome kommen, ohne dass sich am eigentlichen Laktasemangel etwas geändert hat.

Weitere Intoleranzen
Möglicherweise liegen noch andere Kohlenhydratresorptionsstörungen vor. In unserem Patientenkollektiv konnten wir beobachten, dass ca. 80 Prozent der Patienten mit positivem Laktose-Atemtest gleichzeitig eine Fruktosemalabsorption zeigten. Auch Sorbitintoleranz scheint sehr häufig mit Laktoseintoleranz vergesellschaftet zu sein. Diese Resorptionsstörungen beeinflussen natürlich ebenfalls die Darmflora und sind daher mitbestimmend dafür, ob und in welchem Ausmaß klinische Beschwerden auftreten.

Wie wird eine Laktoseintoleranz festgestellt?

Wie Sie die Vermutung einer Laktoseintoleranz mittels Selbsttest erhärten können, wurde auf S. 58f. beschrieben. Die Diagnose sollte mit einem H_2-Atemtest gesichert werden, der in der Regel bei Ihrem Hausarzt oder einem gastroenterologisch orientierten Internisten durchgeführt werden kann. Der H_2-Atemtest kann allerdings nicht zwischen primärer (angeborener) und sekundärer (erworbener) Laktoseintoleranz unterscheiden, sodass bei einem positiven Testergebnis unbedingt ein »Gentest« angeschlossen werden sollte.

Mit dem »Gentest« (genauer gesagt, mit der molekulargenetischen Untersuchung) kann überprüft werden, ob Sie die genetische Veranlagung für eine Laktoseintoleranz besitzen. So kann aber nur die primäre Form (endemischer Laktasemangel) festgestellt werden. Auch lässt sich nicht zwischen Laktosemaldigestion und Laktoseintoleranz unterscheiden.

Die Unterscheidung ist deshalb so wichtig, weil sekundäre Formen der Laktoseintoleranz immer Hinweis auf eine zugrundeliegende Darmerkrankung sind und hier unbedingt eine weitere Abklärung erfolgen sollte.

> *Wichtig* Um zwischen primärer und sekundärer Laktoseintoleranz zu unterscheiden, müssen sowohl ein H_2-Atemtest als auch eine molekulargenetische Untersuchung durchgeführt werden!

Primäre und sekundäre Laktoseintoleranz müssen verschieden behandelt werden!

Eine sekundäre Laktoseintoleranz kann durch die Behandlung der Grundkrankheit oft mit einer medikamentösen Behandlung oder einer anderen (als der laktosefreien) Diät geheilt werden (zum Beispiel glutenfreie Diät bei Zöliakie). Bei der primären Laktoseintoleranz kann man nur mit Diät und Enzymersatztherapie behandeln. Die Therapie fällt also je nach Form der Laktoseintoleranz unterschiedlich aus. In unserem Patientenkollektiv hatten rund 10 Prozent der Patienten mit positivem Atemtest eine sekundäre Laktoseintoleranz! Diese Häufigkeit belegt, wie sinnvoll es ist, bei positivem Atemtest eine molekulargenetische Untersuchung anzuschließen.

Die Ernährung umstellen

- In erster Linie besteht die Therapie der Laktoseintoleranz darin, die Laktosezufuhr zu reduzieren bzw. mit der Nahrung zugeführte Laktose durch gleichzeitige Einnahme eines Laktasepräparats (zum Beispiel Tilactamed®) aufzuspalten, sodass es zu keiner Malabsorption von Milchzucker kommt.

- In zweiter Linie geht es darum, die Bakterienmasse im Darm zu verringern und die Zusammensetzung der Darmflora zu verbessern.

Bei schlechtem Ansprechen auf eine diätetische Therapie oder Enzymersatztherapie muss weiter nach anderen Ursachen gesucht werden.

> Viele Patienten mit Laktoseintoleranz vertragen schwer resorbierbare Kohlenhydrate schlecht.

Vermeiden Sie Zucker und Kohlenhydrate, die nicht bzw. schwer resorbierbar sind

Drei Viertel der Patienten mit Laktoseintoleranz haben auch mit der Resorption anderer Zucker und Kohlenhydrate Probleme. Vermeiden Sie (zumindest anfänglich)

- oft nicht resorbierbare Zucker, wie zum Beispiel Fruchtzucker,

- die oft nicht resorbierbaren Zuckeralkohole Sorbit und Xylit,

- nicht resorbierbare Kohlenhydrate, wie zum Beispiel Stachyose, Raffinose und Verbascose, die in Kohl-, Kraut-, Lauch- und Bohnengemüse vorkommen,
- Ballaststoffe jeglicher Art (sie führen ebenfalls zur einer Änderung der Darmflora mit vermehrter Bildung von Kohlendioxid, kurzkettigen Fettsäuren und biogenen Aminen). Zu den »versteckten« Ballaststoffen zählen vor allem Pflanzengummis, Algen (Alginate) und Verdickungsmittel. Neuerdings werden immer öfters Carrageen (E 407) oder Johannisbrotkernmehl (E 410) den verschiedensten Milchprodukten (Cremeeis, Streichkäse etc.) beigefügt, um die Cremigkeit zu erhöhen. Wenn auf der Packung »Neu«, »noch cremiger« oder »Verdickungsmittel« steht, sollte man besonders vorsichtig sein, da dies ein indirekter Hinweis auf solche Zusatzstoffe ist.

Nehmen Sie nach Möglichkeit auch keine resorptionshemmenden Medikamente wie Acarbose (zum Beispiel Glucobay®) oder unresorbierbare Zucker wie Lactulose (zum Beispiel Laevolac®, Importal® etc.) ein. Solche Medikamente und vor allem die versteckten Ballaststoffe führen aber auch zu vermehrtem Wachstum von Darmbakterien und können Grund für eine ausbleibende Besserung einer Laktoseintoleranz sein, obwohl eine laktosefreie Diät eingehalten wurde.

Milch und Milchprodukte mit niedrigem Laktosegehalt wählen

Handelsübliche Milch enthält ca. 48 Gramm Laktose pro Liter. Der Laktosegehalt von Milchprodukten ist dagegen sehr unterschiedlich und hängt von der Herstellungsart ab. Werden bei der Herstellung von Joghurt, Sauermilch oder manchen Käsesorten Bakterien verwendet, die Laktose im Rahmen des Gärungsprozesses aufspalten, so kann das Endprodukt nahezu laktosefrei sein. Allerdings wird nicht jeder Kefir oder Joghurt so hergestellt, dass die Laktose am Ende vollständig abgebaut ist. In der Lebensmittelproduktion wird heute meist auf eine vollständige Vergärung der Laktose verzichtet und der Gärungsprozess frühzeitig unterbrochen.

Quark: Quark (Topfen) war früher beispielsweise ein relativ laktosearmes Nahrungsmittel, das in geringen Mengen von vielen Menschen mit Laktoseintoleranz vertragen wurde. Mit den modernen Herstellungsprozessen hat sich der Laktosegehalt gewaltig geändert, sodass man eigentlich von einem ganz anderen Nahrungsmittel sprechen müsste, welches nur gleich aussieht und gleich schmeckt. Für andere Produkte sieht die Situation ähnlich aus. Die Lebensmitteltechnik hat unsere Nahrung derart umgestaltet, dass man auch als Fachmann oft nicht mehr weiß, was in dem jeweiligen Lebensmittel enthalten ist – was generelle Empfehlungen schwierig bis unmöglich macht.

Laktosegehalt: Leider geben viele Hersteller den Laktosegehalt nicht auf der Verpackung an, obwohl er ihnen in den meisten Fällen bekannt ist. Sie haben noch nicht erkannt, wie viele potenzielle Kunden ihnen entgehen, die Milchprodukte (wegen der fehlenden Kennzeichnung des Laktosegehaltes) vermeiden, obwohl dies nicht unbedingt notwendig wäre. Manche Hersteller geben den Laktosegehalt auf ihren Internetseiten an oder

Wie bekommt man laktosearme Produkte?

Mittelmeerprodukte wählen: Im Allgemeinen kann man davon ausgehen, dass nach traditioneller Art vergorene Milchprodukte, die aus dem Mittelmeerraum stammen, bessere Laktosevergärung aufweisen als solche, die aus nördlichen Ländern (Österreich, BRD, Benelux-Staaten, Skandinavien) stammen.

Nachreifen lassen: Ein weiterer Trick ist das »Nachreifenlassen« von Joghurt und Kefir über das Mindesthaltbarkeitsdatum hinaus. Damit kann der Laktosegehalt oft reduziert werden (sofern die entsprechenden Mikroorganismen den Herstellungsprozess überlebt haben und nicht abgetötet wurden), allerdings ist dieses Vorgehen mit der Gefahr des Verderbs des Nahrungsmittels verbunden.

Enzymatisch nachhelfen: Eleganter ist es, wenn man sich ein flüssiges Laktasepräparat verschafft, dieses dem Nahrungsmittel zusetzt und es dann für 12 Stunden im Kühlschrank stehen lässt. Wenn der Laktasezusatz ausreichend dosiert wurde, kann damit ein ziemlich laktosearmes Lebensmittel hergestellt werden.

schicken entsprechende Listen auf Anfrage zu. Ansonsten bleibt Patienten mit Laktoseintoleranz derzeit nichts anderes übrig, als den Laktosegehalt eines Produkts anhand der anderen Angaben auf der Verpackung abzuschätzen.

Wie kann man den Laktosegehalt eines Produktes abschätzen?

Ist auf einem Milchprodukt der Laktosegehalt nicht angegeben, orientiert man sich am besten an den Kohlenhydraten: Sind zum Beispiel 3,8 Gramm Kohlenhydrate pro 100 Gramm Produkt aufgeführt, muss man in Ermangelung genauerer Angaben davon ausgehen, dass diese 3,8 Gramm Kohlenhydrate aus Laktose bestehen. Wenn auf der Packung steht: 3,8 Gramm Kohlenhydrate pro 100 g, davon 3,6 Gramm Zucker, kann man annehmen, dass der Laktosegehalt 3,6 Gramm pro 100 Gramm Produkt beträgt. (Als laktosearm gilt ein Produkt, das weniger als 1 Gramm Laktose pro 100 Gramm Produkt enthält.)

Diese Vorgehensweise ist zwar aus wissenschaftlicher Sicht nicht ganz korrekt, aber die einzige praktikable Methode, den Laktosegehalt eines Milchproduktes abzuschätzen, solange ihn die Hersteller nicht explizit angeben. Damit bewegen Sie sich zumindest im sicheren Bereich und sind vor allzu großen Überraschungen gefeit.

Laktosefreie Milch: Mittlerweile findet man immer öfter auch laktosefreie Milch in den Regalen der Supermärkte. Bei diesen Produkten wurde die Laktose bereits in der Molkerei enzymatisch aufgespalten. Dadurch steigt die Konzentration an freier Galaktose und Glukose, was der laktosefreien Milch einen (ungewohnten) süßlichen Geschmack verleiht. Leider entfetten viele Hersteller die laktosearme Milch gleichzeitig und machen sie damit wieder schlechter verträglich. Denn Fett reduziert die Darmmotorik und erhöht damit die Kontaktzeit des Nahrungsmittels mit der Darmwand (und damit mit dem Enzym Laktase). So können Laktoseintolerante, deren Enzymaktivität in der Regel nicht vollständig, sondern nur fast vollständig fehlt, noch eine gewisse Restaktivität entwickeln, die ausreicht, um laktosearme Milchprodukte zu verstoffwechseln.

Molke und Milchpulver meiden

Molke: ist in letzter Zeit ein populäres Getränk geworden. Ursprünglich ein Abfallprodukt bei den Molkereien und Käsereien, wird es nun mit Aromen versehen, gezuckert und teuer verkauft. Molke gilt in manchen Orten als Sondermüll und darf nicht über den normalen Abfluss entsorgt werden, weil es in großen Mengen Kläranlagen zum »Kippen« bringen kann. Insofern ist die Milchindustrie sehr daran interessiert, ihr Abfallprodukt als »gesund« darzustellen und gewinnbringend zu entsorgen. Menschen mit Laktoseintoleranz sollten Molke unbedingt meiden, denn Molke ist laktosehaltig, und auch die übrigen Inhaltsstoffe stellen einen idealen Nährboden für eine bakterielle Fehlbesiedlung des Darms dar.

> **TIPP: Verdünnte Sahne statt Milch verwenden**
> Kleine Mengen Sahne können als Milchersatz dienen, indem sie mit Wasser verdünnt verwendet werden (z. B. 1 TL Sahne im Kaffee oder ⅓ Sahne mit ⅔ Wasser verdünnt zum Kochen, zum Beispiel für Palatschinken).

Einteilung der Lebensmittel nach dem Laktosegehalt

Laktosearme Lebensmittel (unter 1 Gramm pro 100 Gramm) werden von den meisten Patienten mit Laktoseintoleranz ohne weiteres vertragen.

Dazu gehören **Butter, Butterschmalz** sowie die meisten **Hart-, Schnitt- und Weichkäsesorten**, da ein Großteil des Milchzuckers in der Buttermilch bzw. in der Molke zurückbleibt und der verbleibende Milchzucker beim Käse während des Reifeprozesses durch Mikroorganismen abgebaut wird.
Achtung: Molkenkäse und Schmelzkäse (»Dreieckskäse«) wird oft unter Zusatz von Milchpulver hergestellt. Die Verdickungsmittel Carrageen (E 407) und Johannisbrotkernmehl (E 410) sind Ballaststoffe und führen zu vermehrtem Wachstum von Darmbakterien.

Laktosehaltige Lebensmittel mit einem mittleren Laktosegehalt von 1–4,8 Gramm pro 100 Gramm werden in der Regel von Patienten mit Laktoseintoleranz nicht oder nur in sehr geringen Mengen vertragen.

Dazu zählen manche Arten von **Quark (Topfen), Hüttenkäse und die meisten Frischkäsezubereitungen**. Sofern bei der Herstellung die Molke entfernt wurde, ist der Laktosegehalt im unteren Bereich angesiedelt.
Achtung: Manchen Frischkäsezubereitungen wird Milchpulver, Carrageen (E 407) und Johannisbrotkernmehl (E 410) zugesetzt, um die Cremigkeit zu erhöhen.
Sauerrahm und Crème fraîche sind nur verträglich, wenn sie in kleinen Mengen verwendet werden (zum Beispiel in Saucen). **Joghurt, Butter- oder Sauermilch und Kefir** werden (je nachdem, wie hoch ihr Fettgehalt ist) noch vertragen, wobei fetter Joghurt besser vertragen wird als Magerjoghurt.
Sahne und Rahm enthalten im Vergleich zu Milch geringere Mengen an Milchzucker. Vermutlich geben viele Menschen deshalb lieber Sahne in den Kaffee als Milch.

Laktoseintoleranz

> **Laktosereiche Lebensmittel (über 4,8 Gramm pro 100 Gramm)** haben einen Laktosegehalt, der ebenso hoch oder höher ist als der von naturbelassener Milch.

Dazu zählen **Milch, Molke, Kakao, Kondensmilch, Kaffeesahne sowie Mehl- und Süßspeisen**, die mit Milch zubereitet wurden (zum Beispiel **Milchreis, süße Aufläufe, Pudding**). Fertigprodukte können beträchtliche Mengen Milchzucker enthalten, vor allem wenn sie mit Milch- oder Molkepulver hergestellt wurden.
Sehr milchzuckerreiche Produkte sind auch **Milchschokolade, Cremeeis, diverse Keks- und Kuchensorten** und die meisten Fertigcremes.

> **Die Angabe des Laktosegehaltes ist nicht gesetzlich vorgeschrieben.** Bezeichnungen wie Magermilch, Molke, Molkepulver, (Mager-)Milchpulver, Sahne, Milcheiweiß usw. sind Hinweise darauf, dass Laktose enthalten ist.

Milchpulver: Nicht zuletzt durch die Agrarpolitik kommt es zu einer Überproduktion von Milch in den meisten westlichen EU-Staaten. Der Überschuss wird gerne zu Milchpulver verarbeitet, welches besonders laktosereich ist: Je nach Herstellungsart sind in 100 Gramm Milchpulver 37–52 Gramm Laktose enthalten.

Dieses Milchpulver wird immer häufiger in der Herstellung anderer Lebensmittel »untergebracht«. Daher findet man Laktose beispielsweise auch in vielen Keksen, industriell gefertigten Kuchen, Kakaogetränken, Schokolade, Nougatcreme etc., aber auch in Nahrungsmitteln wie zum Beispiel Wurstwaren, in denen man Laktose nicht vermuten würde!

Glutenfreien Mehlsorten wird oft Laktose oder Milchzucker zur Verbesserung der Backtriebfähigkeit zugesetzt. Gerade Patienten mit Zöliakie leiden aber häufig auch unter Laktoseintoleranz. Dies erklärt, warum viele Patienten mit Zöliakie trotz strenger glutenfreier Diät weiterhin Beschwerden haben.

In Anbetracht der Häufigkeit der Laktoseunverträglichkeit, der immer komplexer werdenden Nahrungsmittelverarbeitung und der zunehmenden Globalisierung – die bei der Herstellung von Nahrungsmitteln keine Rücksicht mehr auf die individuelle Verdauungsleistung der örtlichen Bevölkerung nimmt – sollten Hersteller endlich zu einer Kennzeichnung des Laktosegehaltes auf allen Lebensmitteln verpflichtet werden!

Enzymersatztherapie mit Laktase

Neben dem Vermeiden von laktosehaltigen Nahrungsmitteln besteht die Möglichkeit, das Enzym Laktase in Tabletten- oder Tropfenform zuzuführen. Dabei sollte das Enzym am besten kurz vor bzw. zu Beginn einer laktosehaltigen Mahlzeit eingenommen werden. Während Laktasepräparate bisher nur als Nahrungsergänzungsmittel erhältlich waren und damit keiner behördlichen Kontrolle unterlagen, ist in Deutschland seit 2008 ein zugelassenes Arzneimittel im Handel (TilactaMed®, ab dem 3. Lebensjahr). Dabei handelt es sich um Kautabletten, die sorbit- und xylitfrei sind.

In den Nahrungsergänzungsmitteln sind die Enzymaktivitäten oft zu gering. Ein weiteres Manko ist, dass die Zusatz- und Füllstoffe nicht selten aus Zuckeralkoholen wie Sorbit oder Xylit bestehen, die den GLUT-5-Transporter hemmen. Dadurch kann eine gleichzeitig bestehende Fruchtzuckermalabsorption

Laktoseintoleranz

verschlechtert werden. Bedenkt man, dass etwa 80 Prozent der Laktoseintoleranten gleichzeitig eine Fruktosemalabsorption aufweisen, sind diese Präparate nur für einen kleinen Teil der Betroffenen geeignet.

Eine Übersicht der derzeit erhältlichen Laktasepräparate findet sich in der folgenden Tabelle.

Verschiedene Laktasepräparate (in alphabetischer Reihenfolge)		
Produktname	*Packungsgröße*	*Bemerkung*
Kerulac®-Tropfen	10 Milliliter	6 Tropfen pro Liter Milch
Keru-Tabs®-Kautabletten	50/100	1700 FCC Einheiten/Tbl.
Lactase®-Kapseln	100	3300 FCC Einheiten/Kps.
Laluk®-Kautabletten	100/200	1000 FCC Einheiten/Tbl.
TilactaMed®-Tabletten	25/50/100/200	2000 FCC Einheiten/Tbl.

FCC-Einheiten (Food Chemical Codex Lactase Units) beschreiben die Enzymaktivität: 12 FFC entsprechen etwa 1 Milligramm Laktase. Präparate in anderen Ländern: Dairy® (USA); Galantase® (H, J, ZA); Isealase® (J); Kakorina® (J); Lacdigest® (CH), Lactaid® (CDN, I, USA); Lisolac® (P); Lysolac® (I). Die Tabelle erhebt keinen Anspruch auf Vollständigkeit.

Zusatzinfo

Was bewirken probiotische Keime?
Hinter der Bezeichnung »Probiotika« steht die Vorstellung, dass »schlechte« Keime im Verdauungstrakt durch die Zufuhr von »guten« Keimen verdrängt werden. Eine andere Erklärung besagt, dass die manchen Joghurts zugesetzten probiotischen Keime noch eine eigene Laktase-Enzymaktivität aufweisen und somit die Laktoseintoleranz »heilen« können, ähnlich wie durch die Zufuhr von Laktasepräparaten. So weit die Theorie.

Zu Wirksamkeit bzw. Unwirksamkeit von Probiotika existieren zahlreiche Studien. Nach eigenen Erfahrungen wirken Probiotika bei Patienten mit Laktoseintoleranz so gut wie gar nicht und können in seltenen Fällen sogar zu einer Verschlechterung führen. Nachdem sehr viele Studien zu dieser Fragestellung von der Milchwirtschaft finanziert wurden bzw. aus deren eigenen Laboratorien kommen, ist es auch für den Fachmann kaum möglich, zu einem objektiven Urteil über die Wirksamkeit von Probiotika zu kommen.

Wann ist eine antibiotische Therapie nötig?

In besonders hartnäckigen Fällen mit Fehlbesiedelung des Dünndarms (SIBOS) kann eine antibiotische Behandlung notwendig werden. Bei Patienten mit Fruchtzuckermalabsorption konnte gezeigt werden, dass die Symptome von der bakteriellen Besiedlung des Dickdarms abhängen und durch Gabe von speziellen Antibiotika wie zum Beispiel Metronidazol günstig beeinflusst werden. Gleiches gilt auch für Patienten mit Laktoseintoleranz.

Aus eigener Erfahrung kann ich sagen, dass bei Patienten mit Laktoseintoleranz vor allem solche Antibiotika gut wirksam sind, die vorwiegend gegen gramnegative Anaerobier (eine bestimmte Bakteriengruppe) gerichtet sind. Auch Antibiotika aus der Makrolid-Gruppe, die eine die Peristaltik anregende Wirkung haben, sind mit gutem Erfolg einsetzbar. Neuerdings gibt es auch nicht resorbierbare Antibiotika (zum Beispiel Rifaximin), die in besonders schwerwiegenden Fällen zum Einsatz kommen können, dafür aber noch keine Zulassung haben.

Therapie der »funktionellen Laktoseintoleranz«

Eine besondere Form der Laktoseintoleranz ist die »funktionelle Laktoseintoleranz«, die trotz normaler Enzymausstattung auftritt. In diesen seltenen Fällen geht die Laktoseintoleranz auf eine zu geringe Kontaktzeit der laktosehaltigen Nahrungsmittel mit der Darmwand (auf der sich das Enzym Laktase befindet) zurück.

Bei Erwachsenen kommt sie nur sehr selten vor

Typischerweise findet sich bei diesen Patienten eine verkürzte Transitzeit, die mit einem Lactulose-Atemtest festgestellt werden kann. Lactulose ist ein synthetischer Zweifachzucker (bestehend aus Galaktose und Fruktose), der von keinem Menschen aufgespalten werden kann und deshalb vor allem in der Diagnostik eine Rolle spielt. Lactulose hat nichts mit Laktose zu tun, kann aber zur Messung der Transitzeit (Geschwindigkeit, mit der Nahrungsmittel den Darm passieren) eingesetzt werden. Damit kann diese Form der Laktoseintoleranz diagnostiziert werden.

> **TIPP**
>
> **Sahne zugeben**
> Die Peristaltik lässt sich auch dadurch hemmen, dass man die Mahlzeit fetter gestaltet. Wenn Sie also einer laktosefreien Milch noch etwas laktosefreie Sahne beimengen, wird die geringe Laktosemenge in der Milch meistens besser vertragen.

Bei Erwachsenen kann eine funktionelle Laktoseintoleranz durch Medikamente, die die Peristaltik, also die Darmbewegung hemmen (zum Beispiel Loperamid), erfolgreich behandelt werden. Da sie aber nur sehr selten bei Erwachsenen vorkommt, sollte darauf geachtet werden, dass hier nicht eine sekundäre Form der Laktoseintoleranz, die sehr viel häufiger vorkommt, übersehen wurde.

Bei Säuglingen kommt die funktionelle Laktoseintoleranz wesentlich häufiger vor

Meist lautet die Diagnose fälschlicherweise »Dreimonatskolik«, weil die Bauchschmerzen vor allem in diesem Alter auftreten. Bei dieser Form der funktionellen Laktoseintoleranz sollte aber – anders als bei Erwachsenen – *nicht* mit die Peristaltik hemmenden Medikamenten behandelt werden!

Hier besteht die Behandlung in einer Änderung der Stilltechnik. Dabei muss die Mutter darauf achten, dass die Brust vom Säugling »leer« getrunken wird. Dadurch bekommt das Kind nicht nur die laktosereiche Vormilch, sondern auch die fettere Nachmilch. Der hohe Fettanteil der Nachmilch führt zu einer Verlangsamung der Darmperistaltik und erhöht damit die Kontaktzeit zwischen Darmwand und laktosehaltiger Milch. Dadurch kann die Laktose besser aufgespalten werden, und das Kind hat weniger Blähungen.

Wichtig bei dieser natürlichen Form der Behandlung: Das Kind sollte zu festen Zeiten gestillt werden und erst dann, wenn die Koliken mehrere Tage verschwunden sind, wieder nach Bedarf Muttermilch erhalten. Sollte es zu keiner Besserung kommen oder kann nicht gestillt werden, ist es ratsam, den Kinderarzt aufzusuchen.

HISTAMIN

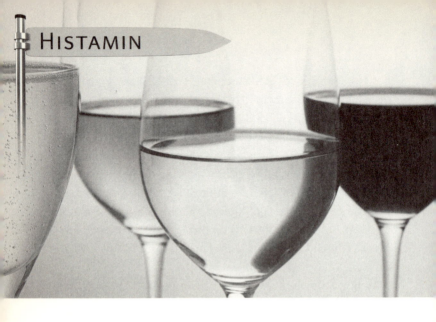

Histaminintoleranz

Histamin ist eine Substanz, die sowohl im Körper selbst entstehen als auch mit der Nahrung zugeführt werden kann. Histamin ist weder »gut« noch »schlecht« (sonst würde es der Körper nicht selbst bilden), doch es ist ein sehr wirkungsvoller Botenstoff und kann als solcher heftige Reaktionen im Körper auslösen. Zum Beispiel werden die Beschwerden, die bei einer allergischen Reaktion auftreten, vor allem von Histamin hervorgerufen. Deshalb gibt man bei Allergien auch »Antihistaminika«, das sind Medikamente, die die Histaminwirkung blockieren. Bei der Histaminintoleranz ist das Gleichgewicht zwischen Bildung und Zufuhr von Histamin auf der einen Seite und dem Abbau von Histamin auf der anderen Seite gestört.

Welche Beschwerden können auftreten?

Kommt es aufgrund einer Histaminintoleranz zur Überflutung des Körpers mit Histamin, treten allergieähnliche Symptome auf. Das erste und häufigste Symptom ist der sogenannte »Flush«, das heißt, Gesicht und Hals werden schlagartig rot und glühend heiß. Auch Außenstehende bemerken eine deutliche Rötung. Dazu kommen häufig Kreislaufsymptome mit Herzklopfen und Blutdruckabfall sowie Bauchkrämpfe mit explosionsartigem Durchfall (weitere Symptome siehe S. 144). Den Betroffenen geht es meistens ziemlich schlecht.

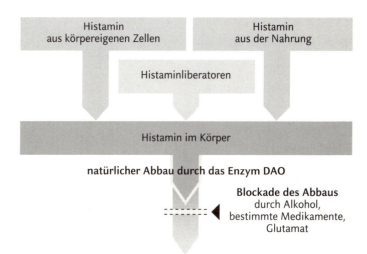

Bei der Histaminintoleranz ist das Gleichgewicht zwischen Bildung und Zufuhr von Histamin auf der einen Seite und dem Abbau von Histamin auf der anderen Seite gestört.

Patienten mit Histaminintoleranz berichten auffallend häufig, dass sie Röntgenkontrastmittel nicht vertragen oder sich unmittelbar nach einer Narkose sehr schlecht gefühlt haben oder sogar erbrechen mussten. Diese beiden Symptome sollten in jedem Fall dazu führen, dass eine weitere Abklärung auf das Vorliegen einer Histaminintoleranz durchgeführt wird.

Häufige Symptome bei Histaminintoleranz

- migräneähnliche Kopfschmerzen,
- Flush (Erröten nach Alkoholgenuss, vor allem nach Rotwein oder Sekt),
- Durchfälle und Bauchkrämpfe, evtl. Erbrechen,
- niedriger Blutdruck,
- Herzrasen,
- Juckreiz am ganzen Körper,
- plötzliches Anschwellen von Lidern, Lippen, Gesicht und Atemnot (Quincke-Ödem),
- allergische Symptome wie »verstopfte« Nase, gerötete Augen, Asthma bronchiale,
- Unruhe, Schlafstörungen.

Glutamatempfindlichkeit: Eine Glutamatempfindlichkeit kann ebenfalls Symptom einer Histaminintoleranz sein. Glutamat findet sich als Geschmacksverstärker in zahlreichen Lebensmitteln. Vor allem vorgefertigte Nahrung aus Asien enthält häufig große Mengen Glutamat, weshalb die dadurch ausgelösten Beschwerden auch als »China-Restaurant-Syndrom« bezeichnet werden. Glutamat hemmt (unter anderem) das Histamin abbauende Enzym Diaminooxidase, kurz DAO. Dadurch kann im Körper vorhandenes Histamin nicht so schnell abgebaut werden und viel stärker wirken.

Zusatzinfo

Experiment zum Histaminabbau

Als man in einem Experiment an der Universität Innsbruck bei Schweinen das Enzym DAO blockierte und den Tieren dann ein Stück ganz normalen Hartkäse zu fressen gab, starben sie an Kreislaufversagen! Hartkäse enthält viel Histamin, das nach der Enzymblockade ungebremst seine Wirkung entfalten konnte. Dieses Experiment zeigt sehr eindrücklich, wie wichtig ein gut funktionierender Histaminabbau ist.

Medikamente: Nimmt man ein Medikament ein, welches das Enzym DAO blockiert, treten unter Umständen dieselben Symptome auf wie bei einer Histaminintoleranz. Vor allem Schmerzmittel können eine Histaminintoleranz auslösen oder verschlechtern. Typischerweise erleben die betroffenen Personen diese Reaktion als »Unverträglichkeit« von gewissen Schmerzmitteln, doch wenn sie beim Allergologen eine entsprechende Austestung machen lassen, findet sich kein Hinweis auf eine »Allergie« gegen das betreffende Medikament.

Wie wird eine Histaminintoleranz festgestellt?

Wenn der Arzt die Diagnose Histaminintoleranz stellt, stützt er sich dabei hauptsächlich auf die Beobachtungen und die Beschwerden des Patienten. Die oben aufgezählten Symptome werden vor allem von Alkohol, Thunfisch, Salami, Parmesan, Sauerkraut und anderen »gereiften« (oder aber verdorbenen) Lebensmitteln ausgelöst. Auch das Auftreten von Beschwerden nach einer Narkose bzw. nach der Verabreichung von Röntgenkontrastmittel ist ganz typisch für eine Histaminintoleranz.

Weitere Hinweise sind Unverträglichkeit von Geschmacksverstärkern (Glutamat, das in vielen asiatischen Gerichten, aber auch in Fertigsuppen, Saucen und Gewürzmischungen enthalten ist) sowie Unverträglichkeit von Nahrungsmitteln, die Histamin freisetzen (Histaminliberatoren, zum Beispiel Erdbeeren oder Tomaten).

> Histaminliberatoren enthalten selbst kein Histamin, können aber körpereigenes Histamin freisetzen. Dadurch kann es zu pseudoallergischen Erscheinungen kommen.

Mögliche Untersuchungen

Patienten mit Histaminintoleranz diagnostizieren sich oft selber eine Nahrungsmittelallergie. Werden sie dann beim Allergologen ausgetestet, fallen die Tests jedoch regelmäßig negativ aus. Leider gibt es bislang keine Tests, die eine Histaminintoleranz eindeutig nachweisen. Bestimmte Untersuchungen können die Verdachtsdiagnose »Histaminintoleranz« jedoch erhärten. Dazu zählen:

- Niedrige Aktivität der Diaminooxidase (DAO) im Blut. Allerdings können die DAO-Spiegel stark variieren, ein normaler DAO-Spiegel schließt eine Histaminintoleranz nicht aus.

- Hohe Histaminspiegel. Dabei ist zu beachten, dass Histamin sehr instabil ist und unmittelbar nach der Blutabnahme bestimmt werden sollte. Hier gibt es durch zu lange Transportwege oft unzuverlässige Laborwerte.

- Starke Reaktion auf die Positiv-Kontrolle im Prick-Test. Bei der allergologischen Untersuchung werden in der Regel Prick-Tests durchgeführt. Dabei wird immer eine Positiv-Kontrolle mit Histamin durchgeführt. Fällt die Reaktion auffallend stark aus, so ist das ein Hinweis auf eine Histaminintoleranz, aber noch kein Beweis.

In jedem Fall muss eine komplette allergologische Abklärung durch einen damit erfahrenen Arzt (Allergologen) erfolgen, bevor die Diagnose »Histaminintoleranz« gestellt wird. Nicht selten stellt sich bei einer eingehenden allergologischen Untersuchung heraus, dass es sich nicht um eine »Pseudoallergie«, sondern um eine echte Allergie handelt, bei der nur das betreffende Allergen noch nicht gefunden wurde.

Vorsicht mit Selbsttests!
Vermutet man eine Histaminintoleranz, so sollte man auf keinen Fall einen Selbsttest in Form eines »Provokationstests« durchführen.

Man kann aber über einige Tage einen H1-Blocker (Antihistaminikum) und einen H2-Blocker (siehe S. 157) zu sich nehmen und beobachten, ob bzw. welche Symptome damit zum Verschwinden gebracht werden und ob eine allgemein bessere Verträglichkeit der Nahrungsmittel erreicht werden kann. Kommt es zu einer Besserung, so liegt mit großer Wahrscheinlichkeit entweder eine bisher unerkannte Nahrungsmittelallergie oder aber eine Histaminintoleranz vor. In jedem Fall sollte man dann einen Arzt aufsuchen.

Zusatzinfo

Was besagt der Tryptasewert?

Tryptase kann im Blut bestimmt werden und gibt gewissermaßen Auskunft darüber, ob die Mastzellen (das sind die hauptsächlichen Histaminproduzenten im Körper) gerade sehr aktiv sind. Bei einer akuten allergischen Reaktion können die Tryptasewerte erhöht sein. Wenn sie aber ständig erhöht sind (bei wiederholten Messungen), so deutet dies auf eine Vermehrung der Mastzellen im Körper hin. Dieses Krankheitsbild wird als Mastozytose bezeichnet, es geht ebenfalls oft mit klinischen Zeichen einer Histaminintoleranz einher.

Wie lässt sich eine Histaminintoleranz behandeln?

Die Behandlung der Histaminintoleranz zielt darauf ab, das Gleichgewicht von Histaminzufuhr und Histaminabbau wiederherzustellen. Das bedeutet, dass Histamin nicht unter allen Umständen gemieden werden muss. Man kann entweder

- die Histaminzufuhr und die Histaminfreisetzung verringern oder
- den Abbau des Histamins beschleunigen oder
- die Histamin*wirkung* mit Medikamenten blockieren oder
- die Histamin*freisetzung* mit Medikamenten blockieren.

Nicht alle Betroffenen sprechen auf jede Maßnahme gleich gut an, sodass jeder Betroffene »seine« Therapie am besten selber herausfindet. Manchmal ist auch eine Kombination von mehreren Maßnahmen notwendig, manchmal hilft leider gar nichts. Dann liegt möglicherweise eine Empfindlichkeit gegen andere biogene Aminen vor, wie zum Beispiel Tyramin, das sich typischerweise im Rotwein befindet. Bevor man mit einer der genannten Therapien beginnt, müssen Krankheiten, die zu einer vermehrten Histaminbildung oder Histaminfreisetzung führen (zum Beispiel Mastozytose, Allergien), durch einen Arzt ausgeschlossen werden.

Zusatzinfo

Was sind biogene Amine?

Biogene Amine entstehen im Stoffwechsel aus Aminosäuren. Einige von ihnen haben wichtige Aufgaben als Gewebshormone oder Neurotransmitter (Botenstoffe im Nervensystem). Auch Histamin ist ein biogenes Amin.

Beispiele für biogene Amine

Aminosäuren	biogene Amine	Funktion oder Vorkommen
Tyrosin	Tyramin, Dopamin, Noradrenalin, Adrenalin	Neurotransmitter, Gewebshormone
Tryptophan	Tryptamin, Serotonin, Indolamin	Neurotransmitter, Gewebshormone, bakterielles Abbauprodukt
Histidin	Histamin	Neurotransmitter, Gewebshormon
Glutaminsäure	Gamma-Aminobuttersäure	Neurotransmitter
Lysin	Cadaverin	bakterielles Abbauprodukt

Verringern Sie die Histaminzufuhr

Histamin in der Nahrung geht meist auf bakterielle Verunreinigungen von Nahrungsmitteln zurück. Bakterien brauchen Eiweiß (Fisch, Fleisch, Käse etc.), um Histamin produzieren zu können. Jedes Eiweiß enthält unter anderem die Aminosäure Histidin, und aus dieser Substanz stellen die Bakterien das Histamin her. Histamin in Nahrungsmitteln ist so gesehen immer auch Ausdruck von Verderb. Denn je länger ein Fisch oder

> **TIPP** **Wann ist Thunfisch problematisch?**
> Thunfisch wird in den meisten Tabellen als stark histaminhaltiges Nahrungsmittel geführt. Doch es ist nicht der Thunfisch, der viel Histamin enthält, vielmehr hängt der Histamingehalt von der Fangart und der Art der Verarbeitung ab. Thunfisch wird normalerweise auf hoher See gefangen. Dabei sind die Fischkutter oft tagelang unterwegs, und der tote Fisch wird erst in der weiterverarbeitenden Fischfabrik von seinen Gedärmen befreit. Ist der Fisch in der Zwischenzeit nicht ausreichend gekühlt worden, haben die Bakterien tagelang Zeit, vom Darm in das Fischfleisch zu gelangen, dort das Muskeleiweiß zu zersetzen und dabei Histamin zu bilden. Histamin aber wird bei der weiteren Verarbeitung nicht entfernt und kann auch durch Kochen nicht zerstört werden, sodass es in der Konservendose erhalten bleibt, auch wenn die Bakterien in der Zwischenzeit schon längst abgetötet wurden.

ein Steak bei Zimmertemperatur liegt, desto länger haben die darauf befindlichen Bakterien Zeit, Histamin zu bilden. Das ist auch der Grund, warum viele Menschen mit Histaminintoleranz so verzweifelt sind: Sie verstehen nicht, warum sie ein bestimmtes Nahrungsmittel manchmal nicht vertragen (zum Beispiel im Restaurant) und manchmal problemlos essen können (zum Beispiel frisch selbst zubereitet).

Bei manchen Nahrungsmitteln gehört ein Reifungsprozess zum normalen Herstellungsprozess. So müssen Salamis und viele Käsesorten »reifen«, um den charakteristischen Geschmack zu erhalten. Solche Reifungsprozesse laufen ganz ähnlich ab wie der Verderb, sodass auch hier sehr viel Histamin gebildet werden kann, je nachdem, welche Bakterien dazu verwendet werden. In gereiften Alkoholsorten, wie etwa Sekt, können so ebenfalls beträchtliche Histaminkonzentrationen entstehen. Manche Sekthersteller haben dies erkannt und versuchen, Histamin im Rahmen des Herstellungsprozesses aus dem Sekt zu entfernen.

Wie hält man die Histaminfreisetzung gering?

Neben dem von Bakterien gebildeten Histamin in der Nahrung gibt es auch Nahrungsmittelbestandteile, die selbst kein Histamin enthalten, aber dazu führen, dass im menschlichen Körper befindliches Histamin freigesetzt wird. Solche Nahrungsmittelbestandteile nennt man Histaminliberatoren; sie tauchen gewöhnlich in keiner Tabelle histaminhaltiger Lebensmittel auf. Leider gibt es bislang kaum Untersuchungen, welche

Zusatzinfo

Koscher und helal = histaminarm

Interessanterweise führen die Ernährungsregeln von Juden und Muslimen zu einer histaminarmen Ernährung. Die Bedeutung der Histaminreduktion dürfte den Menschen, die diese religiös begründeten Regeln befolgen, jedoch nicht bekannt sein.

Als man Lebensmittel noch nicht kühlen konnte, war es vor allem in warmen Regionen von überlebenswichtiger Bedeutung, das Bakterienwachstum auf Nahrungsmitteln möglichst klein zu halten. Das stark eisen- und eiweißhaltige Blut ist ein idealer Nährboden für Bakterien. In biblischen Zeiten war es deshalb sinnvoll, das Fleisch möglichst blutleer zu bekommen, weil es damit viel haltbarer wurde (auch verringerte sich so die Gefahr der Bildung von biogenen Aminen, wie zum Beispiel Histamin). Beim Schächten treibt das noch schlagende Herz des Tieres das Blut bis auf den letzten Tropfen aus dem Körper.

Die Trennung von Milch und Fleisch in der jüdischen Küche war in Zeiten schwieriger Hygiene ebenfalls höchst sinnvoll. Frischmilch ist fast immer mit Stuhlkeimen kontaminiert, die besonders gut darin sind, aus Histidin Histamin herzustellen. Gelangen Stuhlkeime aus der Milch auf das Fleisch, steigt die Wahrscheinlichkeit, dass es verdirbt und ungenießbar wird.

Auch die Regel, dass Meerestiere ohne Wirbelsäule (Muscheln, Tintenfische etc.) nicht gegessen werden dürfen, kann in einem Zusammenhang mit der Histaminbildung gesehen werden. Tiere mit Wirbelsäule kann man leicht ausnehmen, bei den anderen muss der Darm im Tier verbleiben. Die Darmbakterien aber wandern durch die Darmwand in das umgebende Gewebe und bilden dort Histamin. Wenn der Fang nicht sofort gekühlt wird, können enorme Mengen Histamin entstehen, die schon bei gesunden Menschen ohne Histaminintoleranz zu deutlichen Vergiftungserscheinungen führen (»Fischvergiftung«). Die Tatsache, dass es für diese Art der Nahrungsmittelunverträglichkeit sogar eine eigene Bezeichnung gibt, zeigt, wie oft eine Vergiftung mit biogenen Aminen oder einfach nur mit Histamin vorgekommen sein mag.

Substanzen dazu führen bzw. beitragen können, Histamin aus Körperzellen (Mastzellen) freizusetzen. Reizdarmpatienten haben mehr histaminhaltige Mastzellen im Darm als andere Menschen. Ihnen bekommen daher große Mengen an Nahrungsmitteln mit Histamin freisetzender Wirkung besonders schlecht.

Am bekanntesten sind Erdbeeren, die oft für allergische Reaktionen verantwortlich gemacht werden, obwohl gar keine Allergie vorliegt. Einige Abbauprodukte aus Milcheiweiß (Kasein) und dem Klebereiweiß des Mehls (Gluten) setzen ebenfalls Histamin aus Mastzellen frei. Diese Wirkung von Kasein- und Glutenabbauprodukten ist bisher noch wenig bekannt und wird deshalb auch von Ärzten regelmäßig übersehen.

Wenn Sie unter einer Histaminintoleranz leiden, sollten Sie bei der Ernährung vor allem folgende Punkte beachten:

- Nehmen Sie nur frische Nahrung zu sich! Auch wenn Restaurantbesitzer und Gastgeber versprechen, dass alles frisch zubereitet wurde, ist Vorsicht geboten. Es ist aus logistischen Gründen nicht möglich, Nahrungsmittel für eine große Zahl von Menschen vorzubereiten, ohne dass diese Nahrungsmittel »gelagert« werden. Lagerung in Kühlräumen vermindert zwar die Histaminbildung, bringt sie aber nicht zum Stillstand.

- Verzichten Sie auf »gereifte« Nahrungsmittel. Salami und Käse enthalten so gut wie immer größere Mengen Histamin, da es kaum Hersteller gibt, die das entstandene Histamin entfernen können.

- Trinken Sie keinen Alkohol. Jeder Alkohol, egal welcher Herstellungsart, blockiert das Enzym DAO. Bei einigen Alkoholarten, insbesondere bei Rotwein und Sekt, kommt noch Histamin dazu.

- Vermeiden Sie Nahrungsmittel mit Histamin freisetzender Wirkung, wie Erdbeeren, Tomaten, Gluten aus Mehl, Kasein aus Milchprodukten, Ananas, Kakao, Schalentiere, Alkohol sowie bestimmte Schmerzmittel (Opiate und nichtsteroidale Antirheumatika).

- Vermeiden Sie Lebensmittel mit DAO-blockierender Wirkung, wie glutamathaltige Zubereitungen (das heißt die meisten Fertigprodukte, Knabbereien und Gewürzmischungen) und solche, die Alkohol enthalten.

Wie Sie den Histaminabbau beschleunigen können

Das Enzym DAO (Diaminooxidase) ist für den raschen Abbau von Histamin im Darm und in der Blutbahn zuständig. Dies geschieht im Normalfall innerhalb von Sekunden. Wenn Sie die Zufuhr von DAO-blockierenden Substanzen (Alkohol, Medikamente) vermeiden, kann der Histaminabbau deutlich verbessert werden.

Neuerdings gibt es auch ein Nahrungsergänzungsmittel, welches DAO enthält und so eine Enzymersatztherapie möglich macht (Daosin® ist in Deutschland, Österreich und der Schweiz erhältlich). Dabei nimmt man zu Beginn einer Mahlzeit eine Kapsel DAO. Dieses Nahrungsergänzungsmittel ist für viele Patienten mit leichter Histaminintoleranz hilfreich, für Patienten mit ausgeprägter Histaminintoleranz reicht es in der Regel jedoch nicht aus.

Der Vorteil der Enzymersatztherapie liegt darin, dass Wirkungen sowohl auf H1- als auch H2-Histaminrezeptoren vermindert werden (siehe unten). Der Nachteil: Sie wirkt nur prophylaktisch, also wenn das Enzym vor dem Essen zugeführt wird. Sind die histaminvermittelten Symptome bereits vorhanden, kann man mit der Zufuhr von DAO keine Besserung erreichen.

Die Histaminwirkung medikamentös blockieren

Eine weitere Möglichkeit, die überschießende Wirkung von Histamin auszugleichen, ist die Einnahme von Antihistaminika. (Wenn der Arzt von »Antihistaminika« spricht, meint er in der Regel antiallergisch wirkende Medikamente.)

- H1-Blocker werden vor allem zur Behandlung von Allergien verwendet. Man nennt sie deshalb auch oft Antiallergika. H1-Blocker können auch benutzt werden, um bei sich selber festzustellen, ob eine Histaminintoleranz wahrscheinlich ist oder nicht. Antiallergika sind in der Regel nicht frei verkäuflich und müssen vom Arzt verschrieben werden.

- Bei H2-Blockern denken Ärzte meistens nicht an die Behandlung von histaminvermittelten Symptomen, weil diese Medikamentengruppe früher zur Behandlung von Magengeschwüren verwendet wurde. Mit dem Einsatz der viel wirksameren Protonenpumpen-Blocker und dem Ablauf des Patentschutzes auf die H2-Blocker sind diese leider in Vergessenheit geraten. Sie haben aber in der Behandlung der Histaminintoleranz nach wie vor einen wichtigen Stellenwert, vor allem wenn nach dem Verzehr von histaminhaltigen oder Histamin freisetzenden Nahrungsmitteln Sodbrennen und Verdauungsstörungen auftreten.

- H3-Blocker werden von den Ärzten meistens nicht wegen ihrer Histamin blockierenden Wirkung verwendet, sondern weil sie beruhigend wirken. Sie gelten als Psychopharmaka. Bei Patienten mit Histaminintoleranz, die vor allem unter innerer Unruhe (agitierte Depression) oder Schlafstörungen leiden, sind diese Medikamente oft sehr hilfreich. Sie führen meist auch zur Gewichtszunahme, weshalb sie gut bei einem mit Histaminintoleranz einhergehenden Untergewicht eingesetzt werden können.

Medikamente, um die Histaminfreisetzung zu hemmen

Wenn nur bestimmte Organsysteme (Darm, Bronchien, Nase oder Augen) von der vermehrten Histaminfreisetzung betroffen sind, gibt es die Möglichkeit einer »örtlichen« Therapie mit Histaminfreisetzungshemmern. Dazu gehören Dinatriumchromoglykat (DNCG) oder ähnliche Substanzen. Für Histaminintolerante, bei denen die Darmbeschwerden überwiegen, gibt es in Deutschland das Medikament Colimune®.

Der Vorteil von Histaminfreisetzungshemmern liegt darin, dass sie alle Histaminwirkungen (H1-, H2- und H3-Wirkung) vermindern. Da sie nicht resorbiert werden, sind sie relativ nebenwirkungsarm. Der Nachteil ist, dass es durch die fehlende Resorption zu keiner Neutralisierung der systemischen (endogenen) Histaminwirkung kommt.

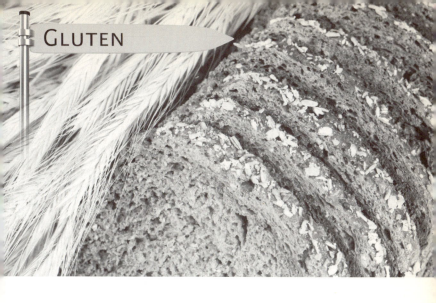

Gluten

Gluten- und Getreideunverträglichkeiten

Die meisten Unverträglichkeitsreaktionen auf Brot und Getreide werden wahrscheinlich durch Gluten hervorgerufen. »Gluten« ist ein Sammelbegriff für verschiedene Bestandteile des sogenannten Klebereiweißes, das für die Backfähigkeit der Brotgetreide verantwortlich zeichnet. Die Eiweißbestandteile der verschiedenen Getreidearten werden in Albumine, Globuline, Prolamine und Gluteline unterteilt. In den verschiedenen Getreiden haben die Prolamine und Gluteline wiederum unterschiedliche chemische Eigenschaften und werden deshalb auch unterschiedlich bezeichnet (siehe Tabelle auf S. 160). Bei der Zöliakie (einheimische Sprue) ist Gliadin (umgangssprachlich auch als Gluten bezeichnet) als Auslöser der Krankheit erkannt und allgemein akzeptiert.

Die Unverträglichkeiten im Einzelnen

Eiweißbestandteile in verschiedenen Getreidesorten (nach Berlitz et al.)

	Getreideart	Albumin	Globulin	Prolamin	Glutelin
bei Glutenempfindlichkeit nicht geeignet	Weizen & Dinkel	Leukosin	Edestin	Gliadin	Glutenin
	Roggen			Secalin	Secalinin
	Gerste			Hordein	Hordenin
	Hafer			Avenin	Avenalin
bei Glutenempfindlichkeit geeignet	Mais			Zein	Zeanin
	Hirse			Kafirin	
	Reis			Oryzin	Oryzenin

Die Zöliakie oder einheimische Sprue ist zweifellos die bekannteste Form der Glutenunverträglichkeit. Daneben gibt es aber noch eine Gliadin-Überempfindlichkeit, ein »glutensensitives Reizdarmsyndrom« sowie Unverträglichkeitsreaktionen auf andere Getreidebestandteile.

Zöliakie (einheimische Sprue)

Bei Zöliakiekranken löst der Glutenbestandteil Gliadin in der Dünndarmschleimhaut immunologische Reaktionen aus, die zu einer chronischen Entzündung und Schädigung der Schleimhaut führen. Im Lauf der Zeit bilden sich die Darmzotten zurück, damit wird die Resorptionsfläche kleiner, und es tritt ein

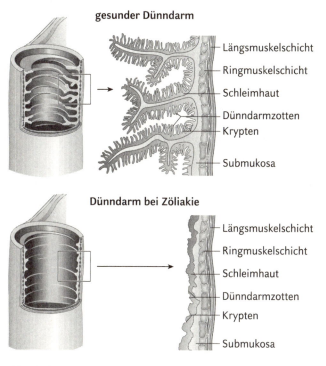

Bei der klassischen Zöliakie sind die Dünndarmzotten stark atrophiert (abgeflacht).

Mangel an Verdauungsenzymen, wie zum Beispiel der Laktase, ein. Deshalb leiden Zöliakiepatienten – solange sie unbehandelt sind – fast immer auch unter Laktoseintoleranz.

Vor einigen Jahren galt die Zöliakie noch als typische Kinderkrankheit und wurde nur bei etwa einem von 1000 Einwohnern diagnostiziert. Heute wird die Diagnose Zöliakie bei etwa 5–10 von 1000 Einwohnern und häufig auch bei Erwachsenen gestellt. Die rasante Zunahme der Erkrankungszahlen ist wahrscheinlich auf die höheren Glutengehalte der neueren Weizensorten zurückzuführen.

Welche Beschwerden treten auf?

Bei der Zöliakie sind die Symptome sehr unterschiedlich. Manche Patienten weisen kaum Symptome auf bzw. haben keine Beschwerden, die sie als solche wahrnehmen (sogenannte »stille Zöliakie«). Anderseits gibt es Verlaufsformen, bei denen Kinder unter schwersten Gedeihstörungen leiden und Erwachsene alle Symptome eines Malabsorptionssyndroms haben. Die Erfahrungen mit meinen Patienten zeigen aber, dass keineswegs nur Verdauungsbeschwerden wie Reizdarmsyndrom, Bauchschmerzen, Durchfall und/oder Verstopfung auftreten, sondern auch Beschwerden, die man normalerweise nicht mit der Nahrung in Zusammenhang bringt, zum Beispiel Müdigkeit und Konzentrationsstörungen nach dem Essen, Depressionen, Bewegungsstörungen, Unfruchtbarkeit und Infektanfälligkeit. Die Symptome, die bei einer Zöliakie vorkommen können, sind in der folgenden Tabelle zusammengefasst.

Zöliakie: Symptome und Folgekrankheiten

Zöliakie bei Kindern

Bei Kindern äußert sich die Zöliakie vor allem durch Gedeihstörungen, das heißt mangelnde Gewichts- und Größenzunahme

Symptome bei Zöliakie des Erwachsenen

- Blähungen
- Durchfall (aber auch Verstopfung)
- fettige und schmierige Stühle
- Bauchschmerzen
- Blutarmut (Anämie)
- Aphthen (im Mund und im gesamten Verdauungstrakt)
- Gewichtsverlust (aber auch Übergewicht)
- Müdigkeit, Leistungsabfall
- Kopfschmerzen
- neurospychiatrische Symptome (Depressionen, Gereiztheit, Konzentrationsstörungen, Ataxie etc.)

Krankheiten, die bei Zöliakie gehäuft vorkommen

- Fruchtbarkeitsstörungen, Fehlgeburt
- IgA-Mangel
- Osteoporose
- Kardiomyopathie (Herzmuskelerkrankung)
- Diabetes mellitus Typ 1 (IDDM)
- Sjögren-Syndrom (eine Autoimmunerkrankung)
- Schilddrüsenerkrankungen (Autoimmunthyreoiditis)
- neurospychiatrische Erkrankungen (Depressionen, Schizophrenie)

Folgekrankheiten bei Zöliakie

- kollagene Kolitis
- intestinale Lymphome
- Krebserkrankungen (Darm, Speiseröhre etc.)

Wie wird die Diagnose »Zöliakie« gestellt?

Durchschnittlich dauert es zehn Jahre, bis bei einem Erwachsenen die Diagnose »Zöliakie« gestellt wird. Die meisten Ärzte kennen zwar das Krankheitsbild, halten es aber immer noch für eine ausschließlich bei Kindern vorkommende Erkrankung. Das dürfte der Grund sein, warum es vom ersten Symptom bis zur endgültigen Diagnosestellung so lange dauert. Bei Kindern wird die Diagnose »Zöliakie« in der Regel sehr viel rascher gestellt. Das ist einerseits darauf zurückzuführen, dass bei Kindern mit Gedeihstörungen oder chronischem Durchfall die Abklärung einer Zölakie zur Routinediagnostik gehört. Außerdem ist die Zöliakie als typische »Kinderkrankheit« den Kinderärzten sehr gut bekannt.

Antikörperbestimmung
Die Diagnose einer Zöliakie kann einerseits durch Antikörperbestimmung (Ak-Bestimmung) im Blut, andererseits durch die Entnahme von Gewebsproben aus dem Dünndarm erfolgen. Idealerweise werden beide Untersuchungen durchgeführt. Dabei ist es wichtig zu wissen, dass eine vorangegangene glutenfreie Diät die Diagnose verschleiern, ja sogar unmöglich machen kann. Wenn Sie also den Verdacht hegen, an einer Zöliakie zu leiden, sollten Sie unbedingt gleich zum Arzt gehen und ihn zumindest bitten, die entsprechenden Antikörperuntersuchungen vornehmen zu lassen, am besten aber auch gleich eine Gastroduodenoskopie (Darmspiegelung) anzuschließen.

Bei Zöliakie-Verdacht sollten folgende Antikörper-Bestimmungen durchgeführt werden:

- Transglutaminase-Antikörper (TTG)
- endomysiale Antikörper (EMA)
- Retikulin-Antikörper (RETAK)
- eventuell: Gliadin-IgA-Antikörper (GLIADA)
- eventuell: Gliadin-IgG-Antikörper (GLIADG)

Von diesen Untersuchungen haben die Transglutaminase-Antikörper und die endomysialen Antikörper die höchste Aussagekraft für die Diagnose der Zöliakie. Gliadin-Antikörper haben nur dann eine hohe Aussagekraft, wenn sie vom IgA-Typ sind. Leider sind Patienten mit Zöliakie oft auch nicht in der Lage, genügend IgA-Antikörper zu bilden. Das kann manchmal der Grund für Fehldiagnosen oder »übersehene« Formen einer Zöliakie sein. Aus diesem Grund sollten gleichzeitig mit den Antikörper-Bestimmungen immer auch IgA-Immunglobuline bestimmt werden. Denn wenn ein IgA-Mangel nachgewiesen wird, ist ein negativer Antikörpertiter (Gliadin-, Retikulin-, Transglutaminase- und endomysiale Antikörper) nicht aussagekräftig!

GLIADA- und GLIADG-Antikörper werden in manchen Zentren nicht mehr bestimmt, da die neueren Antikörper-Bestimmungen (TTG und EMA) eine viel höhere Aussagekraft haben.

Darmspiegelung

Die Darmspiegelung mit Entnahme von Gewebsproben aus dem Dünndarm ist nach wie vor der »Goldstandard« bei der Diagnose einer Zöliakie. Oft ist es notwendig, den endoskopie-

Die Unverträglichkeiten im Einzelnen

renden Arzt zu bitten, auch dann mindestens vier Biopsien aus dem Dünndarm zu entnehmen, wenn die Dünndarmschleimhaut auf den ersten Blick »schön« aussieht. In diesem Fall sind die endoskopierenden Ärzte nämlich wenig geneigt, Gewebsproben zu entnehmen, und schon gar nicht gleich vier auf einmal. Der endoskopierende Arzt muss außerdem beim Einschicken der Gewebsproben explizit die Auszählung der »intraepithelialen Lymphozyten (IEL)« verlangen, da der untersuchende Pathologe erfahrungsgemäß nur dann die mühsame Auszählung auf sich nimmt, wenn die Anzahl der IEL eindeutig erhöht ist. Damit fallen »grenzwertige« Befunde aber unter den Tisch.

Bitte beachten Sie: All die oben genannten Untersuchungen sollten nach einer mindestens vierwöchigen Glutenbelastung erfolgen, also nicht direkt nach einem Selbsttest mit Glutenverzicht, da subtile Zöliakieformen sonst nicht mit ausreichender Sicherheit erfasst werden können.

Unter Glutenbelastung versteht man eine glutenhaltige Kost, bei der täglich ca. 15 Gramm Gluten gegessen werden. Das entspricht der Summe des Glutengehalts von zwei Semmeln, zwei dicken Scheiben Brot und 200 Gramm gekochten Teigwaren. Es kommt nämlich oft vor, dass Menschen mit einer latenten Zöliakie unbewusst glutenhaltige Nahrungsmittel vermeiden, weil sie bemerken, dass ihnen diese Nahrungsmittel nicht guttun. Bei dieser Vorgehensweise kommt es zur teilweisen Ausheilung, und der Arzt kann die Diagnose »Zöliakie« nicht mehr mit ausreichender Sicherheit stellen. Unter dem Motto »im Zweifelsfall für den Angeklagten« wird dann trotz minimaler Schleimhautveränderungen, die eigentlich einer Zöliakie zugeordnet werden müssten, die Diagnose »in den Grenzen der Norm« gestellt.

Zusatzinfo

Die stumme und die latente Zöliakie

Neben der klassischen Form der Zöliakie (= Vollbild der Erkrankung) gibt es noch zwei weitere Formen, die vor allem im Erwachsenenalter häufig sind.

Bei der stummen Zöliakie findet der Arzt Veränderungen der Dünndarmschleimhaut und zöliakiespezifische Antikörper im Serum. Die Patienten berichten jedoch über (fast) keine Verdauungsbeschwerden, sodass diese Form der Zöliakie meistens sehr spät diagnostiziert wird.

Die latente Zöliakie äußert sich mit Symptomen, wie sie in der Übersicht auf S. 163 angeführt sind. Meist stehen Verdauungsbeschwerden im Vordergrund. Die Untersuchung der Gewebsproben ergibt bei dieser Form der Zöliakie nur eine unvollständige Zerstörung (inkomplette Atrophie) der Darmzotten, und oft werden keine eindeutig positiven Antikörper gefunden. Nach glutenfreier Diät kommt es aber zu einer Rückbildung der Darmzottenatrophie.

Gerade bei dieser Form der Zöliakie sowie bei Zöliakievorstufen ist die Auszählung der sogenannten intraepithelialen Lymphozyten (= IEL) von besonderer Bedeutung. Eine Nachbefundung ist auch bei Gewebsproben möglich, die schon vor langer Zeit entnommen wurden.

Bei Zöliakie ist eine glutenfreie Diät nötig

Die Therapie der Zöliakie ist bisher am besten untersucht und besteht darin, die Glutenaufnahme auf weniger als 10 Milligramm pro Tag zu reduzieren. Dies entspricht einer gluten*freien* Diät. Eine Zusammenfassung häufiger glutenhaltiger Nahrungsmittel und Ersatzmöglichkeiten sind in der Tabelle auf S. 169 aufgeführt. Mit dieser Maßnahme werden die meisten, aber nicht alle Betroffenen nach wenigen Wochen beschwerdefrei. Eine glutenfreie Diät ist in der Regel sehr schwer einzuhalten, sodass im Falle einer echten Zöliakie eine Diätberatung bei speziell dafür geschulten Diätologen unbedingt notwendig ist.

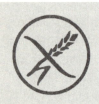

Die durchgestrichene Ähre kennzeichnet viele glutenfreie Produkte.

Was tun, wenn die glutenfreie Diät nicht anschlägt?

Einige wenige Zöliakiepatienten, die sogenannten »Non-Responder«, haben trotz strikter Glutenbeschränkung weiterhin Beschwerden. Wenn Sie dazugehören, prüfen Sie, inwieweit die folgenden Punkte auf Sie zutreffen:

Gluten- und Getreideunverträglichkeiten

Beispiele für das häufigste Vorkommen von Gluten in Nahrungsmitteln

Gluten ist enthalten in:	glutenfrei sind:
• Weizen • Dinkel • Grünkern • Roggen • Gerste • (Hafer)	• Reis • Kartoffeln • Hirse • Mais • Buchweizen • Amaranth • Quinoa • Kartoffelstärke • Maisgries (Polenta)
Vorkommen in: • Brot, Gebäck • Teigwaren (Spaghetti, Ravioli etc.) • Mehl, Gries (aus o. g. Getreidesorten) • Knödel, Spätzle, Pizzateig etc. • bestimmte mehlhaltige Wurstsorten • Cremesuppen, gebundene Suppen (Fertigsuppen!), Fertigsoßen • Mehlspeisen, Eis • Bier	Ersatz durch: • Reiswaffeln, Maiswaffeln • Glasnudeln, Reisnudeln • Reismehl, Kartoffelmehl, Polenta • Kartoffel, Hirse, Mais • Beinschinken • klare (selbstgemachte) Suppen, mit Kartoffelstärke gebundene (selbstgemachte) Saucen • Obst • Wein

Ausführlichere Tabellen und Hinweise auf Ersatzprodukte finden Sie in entsprechenden Zöliakie-Ratgebern (siehe Literaturverzeichnis).

Die Unverträglichkeiten im Einzelnen

1. Diätfehler

Suchen Sie zunächst nach möglichen Diätfehlern und lassen Sie sich dabei (mehrmals) von spezialisierten Diätberatern unterstützen. Die Erfahrung zeigt, dass auch bei gewissenhafter Einhaltung der Diät immer wieder unbewusst Fehler gemacht werden.

2. Extreme Glutenempfindlichkeit

Für einzelne Zöliakiepatienten ist das Limit von 10 Milligramm Gluten pro Tag schon zu hoch angesetzt, sie dürfen also wirklich gar kein Gluten zu sich nehmen. In solchen Fällen genügt unter Umständen bereits die Lagerung von glutenfreiem Brot neben normalem glutenhaltigen Brot, dass die dabei auftretende »Kontamination« den Therapieerfolg verhindert.

Manche Hersteller von glutenfreien Produkten produzieren neben glutenfreien auch glutenhaltige Lebensmittel. Wenn die Geräte bei der Umstellung der Maschinen unzureichend gereinigt werden, kann es ebenfalls zu Glutenkontamination kommen, die bei manchen empfindlichen Patienten die Therapie zunichtemacht. Wenn Sie zu dieser besonders empfindlichen Gruppe von Zöliakiepatienten gehören, sollten Sie nur Lebensmittel von Herstellern kaufen, die ausschließlich glutenfreie Produkte herstellen. (Die meisten Zöliakie-Selbsthilfegruppen haben Listen solcher Hersteller.)

Ich habe aber auch schon Patienten erlebt, die als »Non-Responder« eingestuft wurden, weil sie am Sonntag zur Kommunion gegangen sind. Schon die Glutenmenge, die in einer Hostie enthalten ist, führt bei Patienten mit Zöliakie zu einem Nichtansprechen der Therapie. Leider hat die katholische Kirche (trotz Anfragen von Selbsthilfegruppen an den Vatikan) kein Verständnis für diese Gruppe von Menschen gezeigt und bislang keine glutenfreien Hostien für die Kommunion zugelassen.

3. Nach anderen Nahrungsmittelunverträglichkeiten suchen

Wenn die Therapie trotz wiederholter Diätberatung und penibler Einhaltung der Diät immer noch nicht greift, der »Non-Responder-Status« also anhält, dann muss weiter abgeklärt werden, ob nicht eine andere Nahrungsmittelunverträglichkeit vorliegt. Dabei sollten insbesondere Laktoseintoleranz, Fruktosemalabsorption und Sorbitintoleranz ausgeschlossen werden. Das geschieht mittels Atemtest. Gegebenenfalls muss die Diät entsprechend erweitert werden.

- Laktose wird vielen glutenfreien Backwaren als Backhilfsmittel zugesetzt. Das kann bei manchen Zöliakiepatienten zu Unverträglichkeitsreaktionen führen.

- Sorbit ist ein beliebter Zuckeraustauschstoff in »Reformwaren«, doch etwa 80 Prozent der Normalbevölkerung und auch etwa 80 Prozent der Zöliaken vertragen ihn nicht.

- Leider verwenden die Hersteller von glutenfreien Produkten sehr häufig Eiweißersatz aus Erbsen, Milch, Soja etc. Diese Produkte können bei Zöliakiepatienten durch ihren Lektingehalt oder aber durch Kreuzreaktionen bei Allergien die Ausheilung der Darmschleimhaut verhindern und damit zu einer sogenannten »therapierefraktären« Zöliakie führen.

4. Darmentzündung

Schließlich findet man als Komplikation der Zöliakie noch chronische Dickdarmentzündungen (»mikroskopische« oder »kollagene« Kolitis), die nur mittels Koloskopie und Entnahme einer Gewebsprobe diagnostiziert werden kann. Diese Krankheiten bedürfen zusätzlich zur Diät auch noch einer medikamentösen Therapie.

Kommt es also nach 3–6 Monaten zu keiner eindeutigen klinischen Besserung, Normalisierung des Stuhls und der Zottenarchitektur (die endoskopisch nachzuweisen ist), dann sollte unbedingt eine weitere Abklärung auf zusätzliche Nahrungsmittelunverträglichkeiten oder andere Darmerkrankungen erfolgen.

Glutensensitives Reizdarmsyndrom

Neben dem bekannten und allgemein akzeptierten Krankheitsbild der Zöliakie gibt es einen ungleich höheren Bevölkerungsanteil mit Beschwerden verschiedenster Art (meistens lautet die Diagnose »Reizdarm«, und daran sollen in einigen Regionen Europas bis zu 25 Prozent der Bevölkerung leiden), die nach einer Reduktion von Gluten in ihrer Ernährung eine dramatische Besserung ihrer Beschwerden erreichen. Der Zusammenhang zwischen Glutenreduktion und Verbesserung des Gesundheitszustands ist so offenkundig, dass ich für diese Patientengruppe die Diagnose »glutensensitives Reizdarmsyndrom ohne Vorliegen einer Zöliakie« geprägt habe, auch wenn der genaue Wirkmechanismus noch im Dunkeln liegt.

Zusatzinfo

Gluten als Histaminliberator

Wenig bekannt ist, dass Gluten sowohl bei Patienten mit Histaminintoleranz als auch bei Reizdarmpatienten zu Beschwerden führen kann. Der Grund ist, dass Gluten in Abbauprodukte zerlegt wird, die bestimmte körpereigene Zellen (Mastzellen) dazu veranlassen, rasch und in großen Mengen Histamin freizusetzen. Diese Histaminfreisetzung führt dann zu allergieähnlichen Symptomen, selbst wenn gar keine allergische Reaktion stattgefunden hat.

Patienten mit Reizdarmsyndrom haben offenbar mehr Mastzellen in der Darmwand als andere Menschen. Deshalb genügen bereits kleine Mengen eines Auslösers (wie zum Beispiel Gluten-Abbauprodukte), um starke Wirkungen hervorzurufen. Eine weitere Krankheit, bei der Mastzellen in erhöhter Zahl vorliegen, ist die sogenannte systemische Mastozytose; auch hier lösen geringe Mengen von mastzelldegranulierenden Nahrungsmittelbestandteilen erhebliche Beschwerden aus. Bei all diesen Patienten kann Gluten zu einer Verschlechterung der Symptome führen, ohne dass die Betroffenen eine Ahnung haben, woher die Beschwerden rühren.

Welche Beschwerden treten auf?

Das »glutensensitive Reizdarmsyndrom« stellt kein allgemein anerkanntes Krankheitsbild dar; bei ihm beschränken sich die

Symptome auf Reizdarmsymptomatik (Durchfall, evtl. abwechselnd mit Verstopfung, Schmerzen, Blähungen etc.). Die Beschwerden treten vor allem nach dem Verzehr von Brot auf, wobei Teigwaren interessanterweise oft besser vertragen werden. Wie gesagt, beziehen sich diese Symptome lediglich auf eigene Beobachtungen, kontrollierte Studien dazu gibt es noch keine.

Wenn Sie also unter einem oder mehreren der genannten Symptome leiden, kann es sich lohnen, einen Auslassversuch zu machen und alle Speisen, die aus glutenhaltigen Getreidearten hergestellt wurden, für einige Zeit (zum Beispiel zwei Wochen) wegzulassen. Mangelerscheinungen sind nicht zu befürchten, andererseits werden Sie womöglich überrascht sein, wie sich Ihre Lebensqualität verändert.

Diagnose des glutensensitiven Reizdarmsyndroms

Die Diagnose »glutensensitives Reizdarmsyndrom« existiert in der Schulmedizin eigentlich nicht, erkennbar daran, dass diese Diagnose weder im ICD-10-Code (= Internationales Diagnoseverzeichnis) noch in anderen Diagnoseschlüsseln vorkommt. Aus schulmedizinischer Sicht ist die Diagnose »glutensensitives Reizdarmsyndrom« inkorrekt. Es gibt aber Hinweise, dass Patienten mit Reizdarmbeschwerden, bei denen eine Zöliakie mit Sicherheit ausgeschlossen worden ist, unter Glutenentzug eine deutliche Besserung ihrer klinischen Symptomatik zeigen. Nachdem es für dieses Krankheitsbild keine diagnostischen

Hilfsmittel gibt, kann man die Diagnose nur klinisch, zum Beispiel mithilfe eines einfachen Selbsttests (Gluten-Entlastungstest) stellen. Es ist zu beachten, dass auch dieser Test nicht der anerkannten schulmedizinischen Versorgung entspricht.

Mit dem »Gluten-Entlastungstest« können Sie selbst ermitteln, ob Ihre Beschwerden vom Gluten in der Nahrung hervorgerufen werden oder nicht. Dabei dokumentieren und bewerten Sie die Symptome, die möglicherweise auf das Gluten in der Nahrung zurückgehen, während eines zwei- bis vierwöchigen Zeitraums – einmal mit Gluten (»Belastung«) und einmal unter Glutenentzug. Achten Sie darauf, dass die Bedingungen in beiden Zeiträumen in etwa vergleichbar sind. Das heißt, es sollte nicht eine Testphase in Stresszeiten und die andere in eine Erholungszeit (zum Beispiel Urlaub) fallen. Beginnen Sie während dieser Zeit auch nicht mit der Einnahme neuer Medikamente; sonst lässt sich nicht mehr beurteilen, ob eine Verbesserung der Symptome auf die Einführung des Medikaments oder auf die Diät zurückzuführen ist. Der Selbsttest ist in Kapitel 2 beschrieben.

Bitte beachten: Durch einen solchen Auslassversuch kann die Diagnose einer Zöliakie durch den Arzt unmöglich gemacht werden. Deshalb sollte ein solcher Selbstversuch immer erst nach einer entsprechenden ärztlichen Abklärung erfolgen (zum Beispiel wenn der Arzt keine Ursache für die vorliegenden Beschwerden gefunden hat).

Behandlung des glutensensitiven Reizdarmsyndroms

Beim »glutensensitiven Reizdarmsyndrom« hängen die Beschwerden von der Menge des zugeführten Glutens ab. Meist reicht es daher aus, die Glutenzufuhr deutlich zu reduzieren, das heißt eine glutenarme Ernährung anzustreben. Bei der traditionellen Brotherstellung mit Natursauerteig wird Gluten in hohem Ausmaß abgebaut, sodass Brot, welches auf diese Art hergestellt wurde (zum Beispiel Roggenbrot), besser verträglich sein kann. Es ist jedoch zu beachten, dass bei Sauerteig große Qualitätsunterschiede bestehen und in der großindustriellen Brotherstellung meist Sauerteigersatz (»Kunstsauer«) verwendet wird. Teigwaren werden in der Regel von dieser Patientengruppe besser toleriert als Brot, sollten aber auch nicht in größeren Mengen gegessen werden. Hier zahlt es sich aus, ein bisschen zu experimentieren, wie viel Gluten noch vertragen wird.

 Diese Ratschläge gelten nicht für Patienten mit echter Zöliakie!

Unverträglichkeitsreaktionen auf andere Getreide-Inhaltsstoffe als Gluten

In der Literatur gibt es immer wieder Berichte, dass außer Gluten auch andere natürliche Inhaltsstoffe im Getreide zu Beschwerden führen können. In welchem Ausmaß die einzelnen

Substanzen tatsächlich von klinischer Relevanz sind, kann mit dem derzeitigen Wissensstand nicht sicher beurteilt werden und scheint auch großen individuellen Schwankungen zu unterliegen. Aufgrund der fehlenden Studien sind die von Getreideinhaltsstoffen ausgelösten Unverträglichkeitsreaktionen auch unter Medizinern sehr umstritten.

Einige dieser Getreideinhaltsstoffe werden beim Kochen oder Backen zerstört, andere jedoch sind hitzestabil und bleiben selbst im gekochten oder gebackenen Produkt wirksam. Viele dieser Substanzen finden sich in der Schale des Getreidekorns, sodass Weißmehlprodukte häufig besser verträglich sind als Vollkornprodukte.

Unverträglichkeit von Weizenkeimlektin (WGA)

Lektine sind Eiweißstoffe, die u. a. in Getreide und Hülsenfrüchten (Erbsen, Bohnen, Linsen, Soja) vorkommen. Aufgrund ihrer Wirkungen auf die Darmschleimhaut können sie verschiedene Störungen mit sehr unterschiedlichen Symptomen verursachen. Allgemein kann man sagen, wenn Reizdarmbeschwerden (Bauchschmerzen, Durchfall, Blähungen, Stuhlunregelmäßigkeiten etc.) nicht in den Griff zu bekommen sind und alle diagnostischen Maßnahmen, die oben beschrieben wurden, zu keiner zufriedenstellenden Diagnose geführt haben, sollte auch an die Möglichkeit einer Lektinunverträglichkeit gedacht werden.

Besonders problematisch ist das Weizenkeimlektin (WGA). Es steht im Verdacht, entzündliche Darmerkrankungen und Allergien auszulösen bzw. zu verschlechtern. Derzeit gibt es keine Möglichkeit, eine Unverträglichkeit von Weizenkeimlek-

Zusatzinfo

Was ist das Besondere an Lektinen?

Lektine gehören zu den Glykoproteinen, die man sich als »klebrige« Eiweiße vorstellen kann. Verdauungsenzyme sind meist nicht in der Lage, sie aufzuspalten. Wenn sich Lektine an die Zellen der Darmschleimhaut anlagern, können sie diese durch toxische oder immunologische (entzündliche) Reaktionen schädigen. Manche Lektine (vor allem in Gemüse) werden durch Erhitzen zerstört (etwa das Lektin Phasin in der Gartenbohne), andere sind hitzestabil und verlieren selbst durch die beim Backen entstehende Hitze nichts von ihrer zerstörerischen Wirkung. Diese hängt allerdings auch von der Menge der aufgenommenen Lektine ab. Lektine sind für Insekten giftiger als für den Menschen. Man nimmt deshalb an, dass sie von den Pflanzen gebildet werden, um sich vor Fraßfeinden zu schützen.

Im Darm des Menschen haben Lektine eine stimulierende Wirkung auf das Zellwachstum der Darmschleimhaut. Das beschleunigt einerseits deren Erneuerung (Regeneration), andererseits führt es dazu, dass die Enzymausstattung aufgrund des (zu) raschen Zellwachstums nicht vollständig ist (verminderte Differenzierung). Der Darm sieht dann endoskopisch normal aus, es besteht aber ein Mangel an Enzymen wie Laktase (führt zu Laktoseintoleranz), Diaminooxidase (führt zu Histaminintoleranz), Sucrase-Isomaltase (führt zu Unverträglichkeit von Zucker), alkalische Phos-

> phatase (kann zu Vitaminmangelzuständen führen) etc. Darüber hinaus können Lektine die bakterielle Besiedelung des Dünndarms massiv beeinflussen und damit zu SIBOS (Fehlbesiedelung, »small intestinal bacterial overgrowth syndrome«) führen (siehe S. 102).

tin mittels Labortest festzustellen. Da das WGA durch Hitze (das heißt durch den Backvorgang) nicht zerstört wird, ist es in Weizenbrot enthalten. Betroffene vertragen also typischerweise kein Brot und kein Gebäck, in dem Weizenmehl verarbeitet ist (Weißbrot, Semmeln, Mischbrot, Vollkornbrot und Kuchen). Reines Roggenbrot hingegen löst keine Beschwerden aus.

Wenn im Selbsttest (Austestung von Weißbrot gegen Roggenbrot) bei Roggenbrot keine Beschwerden auftreten, könnte es sich um eine WGA-Unverträglichkeit handeln. Dabei ist zu beachten, dass gewöhnliches Roggenbrot in der Regel ca. 10 Prozent Weizenmehl enthält. Reines Roggenbrot aus 100 Prozent Roggenmehl ist in Bäckereien nur auf Anfrage erhältlich. Oft weiß der Bäcker aber selbst nicht, ob noch Spuren von Weizenmehl in seinem Roggenbrot enthalten sind, da die Backmehlmischungen meistens vorgefertigt eingekauft werden. Andere diagnostische Methoden als den Selbsttest gibt es derzeit leider nicht.

Unverträglichkeit von Ballaststoffen
Eine Unverträglichkeit von Ballaststoffen, insbesondere von Vollkornprodukten, kann auf Phytinsäure zurückgehen. Phytin-

säure dient den Pflanzen (zum Beispiel Hülsenfrüchten, Getreide, Ölsamen etc.) als Energie- und Phosphatspeicher. Im Getreide kommt Phytinsäure vor allem in den äußeren Schichten des Getreidekorns – also im Vollkorn – vor. Der Phytinsäuregehalt eines Mehls hängt auch vom Ausmahlungsgrad ab (siehe Tabelle unten). Phytinsäure bzw. deren Salze (Phytate) können im Darm vor allem mit zweiwertigen Ionen (zum Beispiel Eisen, Zink, Magnesium, Kalzium) komplexartige Bindungen eingehen, wodurch die Aufnahme dieser Mineralstoffe bzw. Spurenelemente gestört wird.

Wie viel Phytinsäure ein Getreideprodukt enthält, hängt von verschiedenen Einflussfaktoren ab. Durch Einweichen, Kochen und Keimen des Getreidekorns und durch eine Teigführung mit Natursauerteig (das heißt durch die Tätigkeit von Mikroorganismen) wird der Phytinsäuregehalt im Getreide deutlich reduziert. Brot, das auf traditionelle Art mit Natursauerteig und entsprechend langer Teigführung (über mehrere Stunden) hergestellt wurde (zum Beispiel Roggenbrot), könnte auch aus diesem Grund besser verträglich sein. Wenn Weißbrot vertragen

Phytinsäuregehalt in verschiedenen Weizenmehlsorten			
Mehltype	Ausmahlungsgrad	Phytat (mg/kg)	Brotsorte
Type 405	70 Prozent	53	Weißbrot
Type 1050	85 Prozent	451	Mischbrot
Vollkornmehl	mindestens 92 Prozent	mindestens 759	Vollkornbrot

wird, Vollkornbrot und Vollkornprodukte aber zu Beschwerden führen, könnte es sich um eine Phytinsäureunverträglichkeit handeln. Andere diagnostische Möglichkeiten als der Selbsttest sind derzeit leider nicht möglich.

Enzyminhibitoren

Enzyminhibitoren sind Stoffe, die im menschlichen Verdauungstrakt Enzyme wie Amylasen, Proteasen und Lipasen hemmen. Sie kommen vor allem in der Schale von Getreide vor (Vollkorn), aber auch in Weißmehlprodukten. Einige dieser Inhibitoren sind hitzestabil, werden beim Backen also nicht zerstört. Werden solche Enzyminhibitoren mit Getreideprodukten aufgenommen, kann das Korn nicht mehr richtig verdaut werden.

Folge des unvollständigen Nährstoffabbaus sind Verdauungsbeschwerden (insbesondere Blähungen). Vor allem bei Menschen, deren Enzymausstattung grenzwertig bis schlecht ist (zum Beispiel bei Funktionsstörungen der Bauchspeicheldrüse), kann es auch zu Unverträglichkeitsreaktionen kommen, die vor allem dadurch entstehen, dass der nicht verdaute Nahrungsanteil das Wachstum von Bakterien und Pilzen im Darm fördert. Dies führt in weiterer Folge zu einem Fehlbesiedlungssyndrom (SIBOS) mit allen bereits beschriebenen Beschwerden.

Am sichersten lassen sich solche »Unverträglichkeitsreaktionen« auf Vollkornballaststoffe vermeiden, indem man auf Weißmehl ausweicht. Sind Enzyminhibitoren die Verursacher der Beschwerden, helfen unter Umständen Verdauungsenzyme (zum Beispiel Kreon®), die zu Beginn der Mahlzeit im Überschuss eingenommen werden. Auch hier gilt »Probieren geht über Studieren«.

Zusatzinfo

Mykotoxine

Mykotoxine sind Giftstoffe, die von Schimmelpilzen gebildet werden und besonders in den Randschichten des Getreidekorns nachgewiesen werden können. Zu den bekanntesten Vertretern gehören die Aflatoxine und Ochratoxin A. Mykotoxine können Leber- und Nierenschäden verursachen. Sie sind außerordentlich hitzeresistent und werden durch das Backen nicht zerstört. Mykotoxine führen zwar kaum zu akuten Unverträglichkeitsreaktionen, sie sind aber ein weiteres Beispiel dafür, dass Vollkorn nicht unbedingt als gesund angesehen werden darf.

Es hatte schon seinen Grund, dass die Menschen in früheren Jahrhunderten viele Anstrengungen unternahmen, um das Korn zu schälen und fein zu mahlen. Erst im letzten Jahrhundert ist die für manche Menschen verhängnisvolle Vorstellung in Mode gekommen, dass die Nahrung reich an Ballaststoffen sein müsse. Auch die Verunreinigung mit Mykotoxinen ist im weißen Auszugsmehl in der Regel geringer als im Vollkornmehl.

Typ-1-Allergien gegen Getreidebestandteile

Der Vollständigkeit halber sollen auch die eher selten vorkommenden echten Allergien gegen Getreidebestandteile erwähnt werden. Wenn der Mediziner von einer Weizen- bzw. Roggenallergie spricht, so meint er damit keine der oben angeführten

Gluten- und Getreideunverträglichkeiten

Unverträglichkeitsreaktionen, sondern eine sogenannte allergische Reaktion vom Typ 1.

Am häufigsten findet man eine Allergie gegen Roggenbestandteile (Secale cereale – f5), oft als Kreuzreaktion bei einer Gräserpollenallergie. Dieses Allergen kommt auch bei Weizen vor, sodass hier eine weitere, differenzierende Abklärung beim Allergologen notwendig ist. Die Gräser-Roggen-Allergie bezieht sich aber nicht auf Nahrungsmittelkomponenten, sondern lediglich auf inhalative Allergene, das heißt Bestandteile, die eingeatmet werden. Wenn Sie unter einer Gräser-Roggen-Allergie leiden, brauchen Sie im »Normalfall« nicht auf Roggenbrot zu verzichten. Aber Sie sollten nicht selber mit Roggenmehl Brot backen, weil Sie dabei den Mehlstaub inhalieren und damit eine allergische Reaktion in den Atemwegen auslösen könnten.

Ein anderes Allergen, das eine Typ-1-Reaktion auslösen kann, findet sich im Weizen (Triticum aestivum – f4); es zeigt die gleichen Kreuzreaktionen.

Ganz selten gibt es eine Gliadin-Überempfindlichkeit (f79). Diese Typ-1-Reaktion ist selbst Ärzten oft nicht bekannt und darf auf keinen Fall mit Zöliakie bzw. den anderen Gluten-Unverträglichkeiten verwechselt werden, da hier schon kleinste Glutenmengen zu allergischen Reaktionen führen können, die bei manchen Betroffenen bedrohliche Formen annehmen. In der Regel kommt es schon nach dem ersten Bissen zu allergischen Erscheinungen im Mund (»orales Allergiesyndrom«, OAS).

Im Allgemeinen sind die Allergene, die zur Typ-1-Reaktion führen, hitzestabil, sodass Kochen oder Backen die Verträglichkeit nicht verbessern kann.

ALLERGIEN

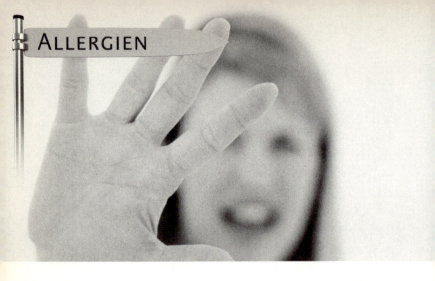

Nahrungsmittelallergien

Nahrungsmittelunverträglichkeiten werden oft fälschlich als Nahrungsmittelallergien bezeichnet. Deshalb möchte ich noch einen Abschnitt über Nahrungsmittelallergien anfügen und gleichzeitig betonen, dass Nahrungsmittelallergien viel seltener sind als die Unverträglichkeiten.

Was ist eine Allergie, was sind Allergene?

Bei Nahrungsmittelallergien kommt es zu einer Reaktion des Immunsystems auf bestimmte Inhaltsstoffe (Allergene) in Nahrungsmitteln oder in der Luft schwebende Substanzen. Allergene sind die Substanzen, die eine allergische Reaktion auslösen (z. B. Pollen, Schimmelpilzsporen, Milben- und Tierbe-

> ## *Zusatzinfo*
>
> ### Eine Allergie entsteht in zwei Schritten
> Die Sensibilisierung erfolgt zunächst unbemerkt beim ersten Kontakt mit dem Allergen, allergische Reaktionen treten erst beim zweiten und allen späteren Kontakten mit dem Allergen auf.
>
> #### Erster Kontakt = Sensibilisierung
> Beim ersten Kontakt mit einem Allergen bildet das Immunsystem T-Helferzellen von Typ 2 und aktivierte B-Zellen. Unter dem Einfluss von Botenstoffen entwickeln sich die B-Zellen zu Zellen weiter, die IgE-Antikörper produzieren und ins Blut abgeben. Diese IgE-Antikörper werden auf der Oberfläche von histaminhaltigen Mastzellen gebunden.
>
> #### Zweiter Kontakt = allergische Reaktion
> Zu einer allergischen Reaktion kommt es erst, wenn der Körper erneut mit dem Allergen in Kontakt kommt. Die IgE-Antikörper, die nach dem Erstkontakt gebildet wurden, erkennen das Antigen und halten es fest. Daraufhin setzen die Mastzellen Histamin frei, und die allergische Reaktion nimmt ihren Lauf.

standteile, aber auch Nahrungsbestandteile). So werden etwa der Speichel und die Hautschuppen der Hauskatze, der Kot der Hausstaubmilben sowie Birken- und Gräserpollen – eigentlich harmlose Fremdstoffe – vom Immunsystem des Allergikers fälschlicherweise als bedrohlich empfunden. Das führt zu einer Kettenreaktion, an deren Ende unter anderem die Ausschüttung des Botenstoffs Histamin steht.

Allergische Beschwerden

Infolge der Histaminausschüttung kommt es zu »allergischen« Beschwerden, körperlichen Reaktionen, die – je nach dem Ort, an dem sie auftreten – unterschiedlich ausfallen. In den Bronchien ziehen sich Muskelzellen zusammen, das führt zu Atemnot (Asthma bronchiale), Nasen- und Augenschleimhäute entzünden sich, brennen und schwellen an (allergische Rhinitis und allergische Konjunktivitis = »Heuschnupfen«).

Befinden sich die Allergene in Nahrungsmitteln, lösen sie in der Regel nicht die klassischen allergischen Beschwerden wie Asthma, Schnupfen und brennende Augen aus, sondern führen zu allergischen Symptomen im Verdauungstrakt.

Symptome bei einer allergischen Reaktion:

- Juckreiz, Rötung und Quaddeln an den unmittelbaren Kontaktstellen mit dem Allergen,
- Nesselausschlag am ganzen Körper,
- Niesattacken mit starker wässriger Sekretion,
- verstopfte Nase durch Anschwellen der Schleimhäute,
- Bindehautentzündung mit juckenden, geröteten und tränenden Augen,
- Juckreiz und Schwellung der Schleimhäute im Bereich des Rachens und des Kehlkopfes,

- Asthmaanfälle (anfallsartige, schwere Atemnot durch Verengung der Atemwege),
- »orales Allergiesyndrom«: Brennen im Mund, Schwellung der Zunge, Taubheit und Schwellung der Lippen, Schwellungen im Kehlkopfbereich, die Atemnot verursachen können,
- Magen-Darm-Beschwerden, wie Schluckstörungen, »Gastritis«, gurgelnde Darmgeräusche, (heftige) Durchfälle,
- Herz-Kreislauf-Beschwerden, zum Beispiel Herzrhythmusstörungen, Blutdruckabfall (anaphylaktischer Schock).

Früher konzentrierte sich das medizinische Interesse vor allem auf allergische Erkrankungen der Haut und auf »inhalative« Allergene, das heißt Substanzen, die mit der Luft eingeatmet werden. Aus diesem Grund sind die meisten Allergologen Haut-, HNO- oder Lungenfachärzte.

Kreuzallergien und pollenassoziierte Nahrungsmittelallergien

In der letzten Zeit rücken die sogenannten Kreuzallergien immer stärker ins Blickfeld. Bei dieser Allergieform kommt es nach Sensibilisierung auf ein bestimmtes inhalatives Allergen (beispielsweise Birkenpollen) auch zu allergischen Reaktionen auf botanisch nahe verwandte Nahrungsmittel (beispielsweise Äpfel). Kreuzallergien sind häufiger, als man noch vor einigen Jahren dachte: Mittlerweile sind schon mehr als 1000 zum Teil verwandte Allergene beschrieben.

Die Unverträglichkeiten im Einzelnen

Hier sollen nur die häufigsten »Kreuzallergie-Familien« erwähnt (siehe Tabelle) und beispielhaft eine Kreuzallergie (das Birke-Nuss-Kernobst-Syndrom) beschrieben werden. Fragen Sie am besten Ihren Arzt, wenn Sie an einer Pollenallergie leiden und wissen wollen, ob Querverbindungen zu bestimmten Nahrungsmitteln für Sie relevant sein könnten.

Übersicht über häufig vorkommende Kreuzallergien

	mit der Luft eingeatmete (Inhalations-)Allergene	*Nahrungsmittelallergene oder Kontaktallergene*
Sellerie-Beifuß-Gewürzsyndrom: häufige Kreuzreaktion mit anderen Korbblütlern (Kamille) und mit Doldenblütlern (Dill)	Beifuß und andere Korbblütler	**Gemüse:** Sellerie, Karotte, Tomate, Paprika **Gewürze:** Anis, Dill, Koriander, Fenchel, Kümmel, Kren, Liebstöckel, Paprika, Pfeffer, Chili, Basilikum, Majoran, Oregano, Thymian **andere:** Sonnenblumenkerne, Kamille, Petersilie
Birkenpollen-Nuss-Kernobst-Syndrom: häufige Kreuzreaktionen auf alle Rosengewächse	Birken- und Haselpollen	**Kernobst:** Apfel, Birne **Steinobst:** Pfirsich, Nektarinen, Kirschen, Zwetschgen **Nüsse:** Haselnuss, Walnuss, Mandel **Beeren:** Brombeere, Erdbeere, Himbeere **andere:** rohe Kartoffeln, rohe Karotten, Sellerie, Kiwi **Blumen:** Rosen, Azaleen

	mit der Luft eingeatmete (Inhalations-)Allergene	Nahrungsmittelallergene oder Kontaktallergene
Gräserpollen: seltene Kreuzreaktionen auf Nahrungsmittel	Lischgras, Ruchgras etc.	Mehl- und Mehlprodukte **(inhalativ)**, Hülsenfrüchte, Erdnuss, Soja, Tomaten
Traubenkraut-Melone-Syndrom	Beifußblättriges Traubenkraut (*Ambrosia artemisiifolia*)	Melonen, evtl. auch Bananen
Vogel-Ei-Syndrom	Vogelfedern, -staub, -kot	Eidotterproteine, Geflügelfleisch
Kuhmilch-Rinderepithel-Assoziation	Hautschuppen, Fellpartikel, Tierhaare	Kuhmilchproteine
Latex-Frucht-Syndrom	Latex	Avocado, Banane, Kastanie, Feige, Papaya, Pfirsich, Passionsfrucht, Sellerie, Tomate, Buchweizenmehl Zimmerpflanzen: Ficus
Nachtschattengewächs-Syndrom	kein einheitliches inhalatives Allergen (evtl. Beifuß)	Kartoffel, Tomate, Aubergine, Chili, Paprika
Hülsenfrucht-Syndrom	kein inhalatives Allergen	Bohnen, Erbsen, Linsen, Soja, Erdnüsse, Tamarinde (Sauerdattel), Kaugummi, Lakritze, Traganth (Stabilisator)
Liliengewächs-Syndrom	kein inhalatives Allergen	Zwiebel, Knoblauch, Schnittlauch, Spargel

Birke-Nuss-Kernobst-Syndrom

Die häufigste Kreuzreaktion zwischen Pollen und Nahrungsmitteln ist die Sensibilisierung gegen das Allergen der Birke (Betv1) und verschiedene Obstsorten. Birkengewächse (Birke) und Rosengewächse (Steinobst, Kernobst und Beeren) sind eng miteinander verwandt und haben deshalb sehr ähnliche allergene Strukturen (zum Beispiel die allergene Struktur mit der Bezeichnung Betv1). Hat nun jemand eine Allergie gegen Birkenpollen entwickelt, so kann es passieren, dass er auf Äpfel ebenfalls allergisch reagiert. In diesem Fall spricht man von einer Kreuzallergie. Die Beschwerden treten dann meist dort auf, wo das Allergen hauptsächlich mit dem Immunsystem in Kontakt kommt. Beißt eine Person mit einer Allergie gegen Birkenpollen in einen Apfel, wird es zu allergischen Erscheinungen im Mund kommen (orales Allergiesyndrom), danach eventuell auch zu Symptomen in der Speiseröhre oder im Darm.

In besonders ausgeprägten Fällen von Kreuzallergie reagiert die Person mit Birkenallergie bereits mit tränenden Augen, rinnender Nase oder sogar Asthma-Anfällen, wenn sie sich in einem Raum aufhält, in dem Äpfel gelagert oder verarbeitet werden (Schälen von Äpfeln!) – auch wenn sie diese gar nicht isst.

Welche Faktoren können die Entstehung von Allergien beeinflussen?

Nach der derzeitigen Lehrmeinung steht am Anfang eine inhalative Allergie, aus der sich im Rahmen einer Kreuzallergie eine Nahrungsmittelallergie entwickelt. Das heißt, alles, was zu inhalativen Allergien (Asthma bronchiale, allergische Rhinitis, chronisch polypoide Sinusitis) führt, kann auch eine Nahrungsmittelallergie auslösen. Es ist aber nicht einzusehen, warum der umgekehrte Weg der Allergieentstehung nicht ebenfalls möglich sein sollte, das heißt, dass es primär zur Sensibilisierung gegen Nahrungsmittelbestandteile und erst sekundär zur Kreuzreaktion mit inhalativen Allergenen kommen kann. Wahrscheinlich sind beide Wege möglich.

Veranlagung und Umwelt

Die Veranlagung, sprich genetische Faktoren, spielen für die Allergieentstehung eine bedeutende Rolle, was das gehäufte Auftreten von Allergien in manchen Familien erklärt. Auch der Einfluss von Umweltfaktoren darf nicht unterschätzt werden. So bringt etwa der Klimawandel eine frühere, längere und intensivere Blüte von vielen Pflanzen und damit eine höhere Allergenexposition für Mensch und Tier mit sich. Auto- und Industrieabgase führen zu Veränderungen der Pollenstruktur und dadurch zur Ausbildung von besonders aggressiven Allergenen.

Lebensweise und Ernährung

Auf der anderen Seite verändert der – dank unserer allgemeinen Hygienemaßnahmen – verminderte Kontakt mit Parasiten und Bakterien unser Immunsystem derart, dass es für Allergien »empfänglicher« wird.

Salopp formuliert: Das Immunsystem kann sich nicht gleichzeitig um die Abwehr von Bakterien und Parasiten auf der einen Seite und um die Einleitung einer allergischen Reaktion auf der anderen Seite kümmern. Denn die an diesen Aktionen beteiligten Immunzellen (T-Helferzellen vom Typ 1 bzw. vom Typ 2) senden Botenstoffe aus, die den jeweils anderen Weg blockieren. Man kann sich das wie bei einer Waage vorstellen: Nimmt die TH1-Stimulation ab (weil weniger Krankheitserreger zu bekämpfen sind), nimmt die TH2-Stimulation zu (weil weniger hemmende Botenstoffe von TH1 vorhanden sind) und umgekehrt.

Die Rolle der Ernährung bei der Entstehung von Allergien ist noch nicht endgültig geklärt. Während sich die Ärzte einig sind, dass das Stillen von Säuglingen einen wesentlichen Schutz vor Allergien darstellt, gehen die Meinungen über den Einfluss von modernen Nahrungsmitteln auf die Entstehung von Nahrungsmittelallergien auseinander. Ein Mangel an Vitaminen und Spurenelementen (Mangan, Molybdän, Selen, Zink, Vitamin E) wird zwar häufig als mögliche Ursache für (Nahrungsmittel-)Allergien angeführt, doch gibt es dafür kaum stichhaltige Beweise.

Welchen Einfluss moderne Nahrungsmittel (von Fertig- und Halbfertigprodukten über Fett- und Zuckerersatzstoffe bis hin zu Vitamin- und Mineralstoffanreicherungen) auf unsere Gesundheit haben, ist derzeit weitgehend unbekannt, da es so gut wie keine industrieunabhängige Forschung gibt. Die staatlichen Forschungsförderungen werden immer mehr an die gleichzeitige Förderung durch Industrieunternehmen gekoppelt. Mit dieser Art der Forschungsförderungspolitik, die in den letzten Jahren fast alle westlichen Länder erfasst hat, ist eine unabhängige neutrale Forschung fast unmöglich geworden.

Zusatzinfo

Ost-West-Unterschiede in der Allergiehäufigkeit

In Ostdeutschland waren bis zur Wende Allergien wesentlich seltener als in Westdeutschland. Da die genetische Disposition in Ost- und Westdeutschland die gleiche ist, ließ sich der Unterschied so nicht erklären. Etwa zehn Jahre nach der Wende waren allergische Erkrankungen in Ostdeutschland dann ebenso häufig wie im Westen. Die derzeit gängige Erklärung für dieses »Phänomen«: Die gewachsenen Hygienestandards hätten zu einer geringeren Belastung mit Mikroorganismen (und damit weniger TH1-Stimulation) geführt, was eine vermehrte Anfälligkeit für eine TH2-Stimulation (und damit für Allergien) nach sich ziehe.

Mir erscheint es allerdings viel wahrscheinlicher, dass die Zunahme der Allergien in Ostdeutschland eine Konsequenz der dramatisch veränderten Ernährungsgewohnheiten ist. Erst mit der Wende kamen Supermärkte in praktisch jedes Dorf. Damit war der Fertignahrung der Großkonzerne Tür und Tor geöffnet, und die Ernährung der Bevölkerung wurde nahezu unbemerkt, aber komplett umgestellt.

Fest steht jedenfalls, dass Nahrungsmittelallergien und Nahrungsmittelunverträglichkeiten in den letzten Jahrzehnten stark zugenommen haben. Dabei können Nahrungsmittelunverträglichkeiten bei der Entstehung von Nahrungsmittelallergien gewissermaßen eine »Helferrolle« einnehmen: Alle Formen von Darmerkrankungen, die zu einer vermehrten »Durchlässigkeit« der Darmschleimhaut führen (Entzündungen, Leaky-Gut-Syndrom, Histaminintoleranz, Kohlenhydratresorptionsstörungen wie Sorbit-, Fruktose- und Laktoseintoleranz), können die Entstehung von Allergien begünstigen, weil die vom Darm ins Blut übertretenden Substanzen vom Immunsystem häufig als fremd erkannt und bekämpft werden.

Wie werden (Nahrungsmittel-)Allergien behandelt?

Es gibt drei verschiedene Ansätze:

- Man kann versuchen, die allergische Reaktion zu vermeiden, indem man den Auslöser meidet (Allergenkarenz).
- Man kann die allergische Reaktion mit Medikamenten unterdrücken.
- Oder man kann versuchen, die Vorgänge im Körper zu beeinflussen, die zu allergischen Reaktionen führen (Hyposensibilisierung).

Allergenkarenz

Grundsätzlich ist die sogenannte »Allergenkarenz«, also das Vermeiden des Allergieauslösers (Pollen, Katze, Milbe usw.) die beste Therapie für Allergiker. Dies ist jedoch in der Praxis meist nur schwer durchführbar und mit vielen organisatorischen (»Hausarrest« bei Pollenflug), emotionalen (Weggeben des

Haustiers) und finanziellen (Wohnraumsanierung) Hürden verbunden. Bei Pollenallergien ist eine Vermeidung der Allergene praktisch unmöglich, außer man hält sich während der ganzen Pollensaison im Hochgebirge auf. Bei Nahrungsmittelallergien kann man das entsprechende kreuzallergentragende Nahrungsmittel vermeiden oder durch Kochen zerstören – sofern das Allergen hitzelabil ist. Deshalb muss man genau wissen, ob die betreffende Nahrungsmittelallergie von einem hitzelabilen (durch Kochen zerstörbaren) oder von einem hitzestabilen (durch Erhitzen nicht zerstörbaren) Allergen ausgelöst wird.

Medikamentöse Behandlung
Für die medikamentöse Behandlung der allergischen Symptome steht heute eine Vielzahl von Produkten (z. B. Antihistaminika) zur Verfügung. Diese führen zwar meist zu einer vorübergehenden Linderung der Symptome, bekämpfen die Ursache der Allergie, die immunologische Fehlreaktion des Körpers, aber nicht. Wird das Medikament abgesetzt, kehren die Beschwerden prompt zurück.

Hyposensibilisierung
Die einzige Therapieform, die das Immunsystem langfristig wieder in richtige Bahnen zu lenken vermag, ist die sogenannte »Hyposensibilisierung« oder »Immuntherapie«. Dabei wird über einen längeren Zeitraum (drei Jahre) in regelmäßigen Abständen eine bestimmte Menge des Allergieauslösers (Allergen) entweder unter die Haut injiziert oder in Form von Tropfen unter der Zunge eingenommen.

Zusatzinfo

Wie wird die Hyposensibilisierung (Immuntherapie) durchgeführt?

Bei der oralen (sublingualen) Hyposensibilisierung (SLIT) wird das Allergen in Form von Tropfen unter die Zunge gegeben. Dadurch soll eine Toleranz gegen dieses Allergen erreicht werden. Nachteil: Die Therapie dauert mehrere Jahre und spricht nur in ca. 50 Prozent der Fälle an. Vorteil: Sie ist einfach durchzuführen, und man braucht nur wenige Arztbesuche.

Bei der parenteralen Hyposensibilisierung wird das Allergen wöchentlich in steigender Konzentration und mit Spritzen verabreicht. Dadurch soll eine Toleranz gegen dieses Allergen erreicht werden. Nachteil: Sie müssen jede Woche zum Arzt. Vorteil: Die Ansprechrate liegt bei 70–80 Prozent.

Der Hauptvorteil dieser Therapieform: Es kommt meist zu einer wesentlichen Besserung oder sogar zur Ausheilung der allergischen Symptome über den Therapiezeitraum hinaus. Auch viele Jahre nach Beendigung der Immuntherapie hält der Therapieerfolg an, und es müssen weniger oder zum Teil auch gar keine zusätzlichen Medikamente eingenommen werden. Außerdem kann die Entwicklung des allergischen Asthmas durch die Immuntherapie gestoppt oder zumindest hinausgezögert werden.

Der Nachteil dieser Therapie: Sie dauert sehr lange, ist ziemlich zeitaufwendig, ist an einen Arzt gebunden, der sich mit Allergien beschäftigt, und man kann im Vorhinein nicht sagen, ob man zu dem Personenkreis gehört, der darauf anspricht oder nicht. Leider spricht nicht jeder Mensch auf eine Immuntherapie an.

Darmsanierung

Eine weitere Maßnahme, die bei der Behandlung von Nahrungsmittelallergien oft durchgeführt wird (meist von Naturheilärzten oder Heilpraktikern), ist die Darmsanierung. Der Nutzen dieser Therapie ist sehr umstritten. Wenn man sich aber entschließt, sie durchführen zu lassen, sollte unbedingt darauf geachtet werden, dass die Darmbarrierefunktion möglichst intakt ist. Oder umgekehrt formuliert: Alle potenziell schädlichen Einflüsse, die die Durchlässigkeit der Darmschleimhaut erhöhen, sollten zuvor beseitigt werden. Dazu gehört die (diätetische) Behandlung von Nahrungsmittelintoleranzen sowie die Behandlung von Darmerkrankungen, die zu einer Schädigung der Darmwand führen können. Andernfalls besteht die Gefahr, dass die zur Darmsanierung verwendeten Keime durch die Darmschleimhaut in die Blutbahn gelangen.

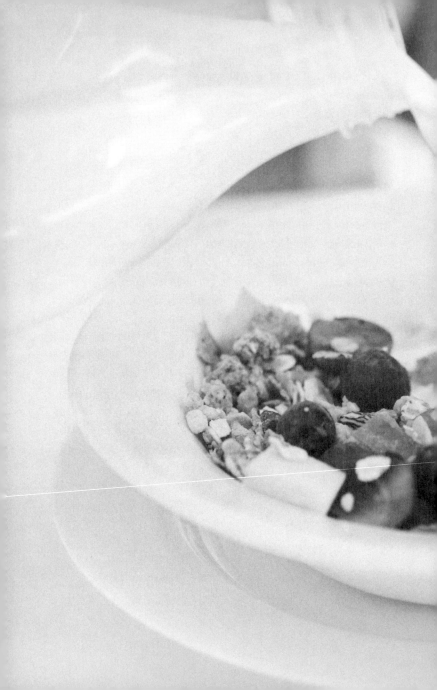

5 Kombinationen

Eine Unverträglichkeit kommt selten allein

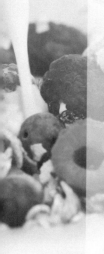

Nahrungsmittelunverträglichkeiten nehmen zu, weil viele Menschen, die sich nach den gängigen Empfehlungen »gesund« ernähren wollen, gerade die als gesund ausgelobten Nahrungsmittel(bestandteile) nicht vertragen. Wenn sie aufkommende Beschwerden dann mit »noch gesünderer« Ernährung behandeln, kommen oft weitere Intoleranzen dazu. Ein Teufelskreis beginnt.

KOMBINATIONEN

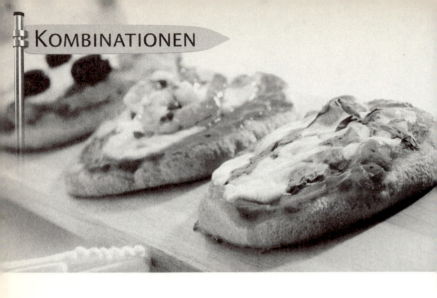

Wie kommt es zu Mehrfachintoleranzen?

Eine einzelne Nahrungsmittelunverträglichkeit bereitet oft so wenige Beschwerden, dass die damit einhergehenden Symptome – wie Blähungen – von den meisten Menschen als »normal« angesehen werden. Dazu kommt, dass Nahrungsmittelunverträglichkeiten häufig schon seit der frühen Kindheit bestehen (etwa bei der Laktoseintoleranz), sodass die Betroffenen gar nichts anderes kennen, als immer wieder Blähungen oder weichen Stuhlgang zu haben. Erst, wenn im Laufe der Zeit weitere Unverträglichkeiten dazukommen, verschlimmern sich die Beschwerden. Wenn die Betroffenen schließlich zum Arzt gehen, erfahren sie dann zu ihrer Überraschung, dass bei ihnen gleich mehrere Nahrungsmittelunverträglichkeiten vorliegen.

Im Labyrinth der Verbote

Die Überraschung verwandelt sich schnell in Verzweiflung, wenn die ersten Diätversuche fehlgeschlagen sind oder in der Diätberatung so viele Nahrungsmittel verboten wurden, dass die Betroffenen gar nicht mehr wissen, was sie noch zu sich nehmen können.

Vor allem nach den »immunologischen Tests« auf Nahrungsmittelunverträglichkeiten, die von vielen Laboratorien angeboten werden: Diese testen nicht selten 300–400 Nahrungsmittel auf einmal, und am Ende kommen Verbotslisten mit 200 oder noch mehr Nahrungsmitteln heraus. Verständlich, wenn sich da Verzweiflung breitmacht. Ich habe schon manche stark abgemagerte Patientin in meiner Praxis gesehen, die mit Tränen in den Augen erzählte, dass sie furchtbar abgenommen habe, weil sie nicht mehr wisse, was sie noch essen dürfe.

Zu den Verbotslisten der Labors gesellen sich dann noch zahlreiche Ernährungsvorschriften von Ernährungsgesellschaften, Diätassistenten, Ernährungswissenschaftlern, Heilpraktikern oder (oft esoterisch angehauchten) Gesundheitsfanatikern, die immer neue Regeln, Gebote und vor allem Verbote aufstellen. Je schlechter es den Menschen mit Nahrungsmittelunverträglichkeiten geht, desto größer ist die Gefahr, dass sie Opfer einer Überreglementierung werden – mit dem Ergebnis, dass Essstörungen immer mehr zunehmen und in letzter Zeit sogar im Erwachsenenalter auftreten.

Über Geschmack lässt sich (nicht?) streiten

Gäbe es die von »Experten« aufgestellten Gebote und Verbote und die Verführungen durch die Werbung nicht, würden wir unsere Nahrung auswählen, wie die Tiere es tun: Diese schnuppern ein wenig und wissen dann, ob etwas für sie essbar ist oder nicht. Ich bin immer wieder fasziniert, wie mein Hund ohne tiefere Kenntnis von Biochemie oder Ernährungslehre genau weiß, dass ein angebotenes Stück Styropor nicht genießbar ist, während er ein ziemlich gleich aussehendes Stück einer Reiswaffel sehr wohl frisst. Die Natur hat uns mit einer Reihe von Kontrollmechanismen ausgestattet, die wir teils zerstören, teils mit unserem »Besserwissen« aushebeln.

Das beginnt schon im Kleinkindalter. Beispielsweise wird Babynahrung nicht so hergestellt, dass sie dem Kleinkind schmeckt, sondern so, dass die Mutter sie mag! Denn die Käuferin der Babynahrung ist ja die Mutter und nicht das Baby. Das Kleinkind hat aber hundertmal mehr Geschmacksrezeptoren auf der Zunge als die Mutter und damit einen ganz anderen Geschmackssinn. Was der Mutter schmeckt, ist für das Baby wahrscheinlich zu süß, zu scharf, zu bitter usw. Wer kennt nicht das Bild vom Baby, das liebevoll mit »gesundem« Spinat gefüttert wird, den es aber »unerklärlicherweise« immer wieder ausspuckt? Hier wird der Geschmackssinn – und mit ihm einer der wichtigsten Kontrollmechanismen – gewaltsam überwunden.

»Verbesserte« Lebensmittel und die liebe Gewohnheit

Bekanntlich geht Liebe »durch den Magen«. So werden Kinder bereits mit Nahrung, die es von Natur aus gar nicht gäbe, belohnt – ihre Zuneigung »erkauft« –, oder sie werden gar mit Nahrungsentzug bestraft. Auch die Lebensmittelhersteller wissen, dass Kinder (wenn sie dann etwas älter sind) perfekte »Käufer« sind, weil sie ihren Eltern so lange in den Ohren liegen, bis sie das bekommen, worauf ihre Sinne trainiert wurden. Dafür sorgt neben der Werbung und den »speziell abge-

Zusatzinfo

Was sind funktionelle Lebensmittel?

Funktionelle Lebensmittel (englisch: functional food) sind Lebensmittel, die mit Substanzen angereichert werden, um ihren gesundheitlichen Wert zu erhöhen. Allerdings ist diese »Funktionsverbesserung« in der Regel nicht wissenschaftlich erwiesen. Sie wird meistens aus den positiven Eigenschaften oder Wirkungen abgeleitet, die man den zugefügten Substanzen zuschreibt.

Die bekanntesten funktionellen Lebensmittel sind pro- und präbiotische Joghurts, mit Vitaminen und/oder Mineralstoffen versetzte Säfte, mit Ballaststoffen angereicherte Produkte, Brote mit Omega-3-Fettsäuren oder Margarine mit Phytosterinen.

stimmten« Babynahrungen neuerdings (bzw. in naher Zukunft) »speziell abgestimmte« Nahrung für Schwangere. Die soll den sich entwickelnden Geschmackssinn des Ungeborenen (!) in einer Weise beeinflussen, dass das Kind, wenn es dann auf der Welt ist, zum »perfekten« Konsumenten für die entsprechende Kindernahrung wird.

Interessanterweise sind die »Opfer« dieser Strategie der Lebensmittelhersteller gerade diejenigen Menschen, die besonders auf ihre Gesundheit und die gesundheitliche Qualität von Nahrungsmitteln bedacht sind. So herrscht schon seit längerem ein erbitterter Konkurrenzkampf zwischen Herstellern »funktioneller Nahrungsmittel« und solchen »biologischer Nahrungsmittel«, die um die gleiche Käuferschicht buhlen: Schließlich weisen die »Gesundheitsbewussten« die größte Bereitschaft auf, viel Geld für ihre Ernährung auszugeben. Diese Personengruppe ist es, die die Lebensmittelpreise in die Höhe treibt und die Entwicklung angeblich »besserer« und »gesünderer« Lebensmittel erst ermöglicht. Besonders gesundheitsbewusste Mütter und Väter werden zu Handlangern der Lebensmittelindustrie, indem sie die nächste Generation ganz im Sinne der Hersteller mit Vitaminbrausen, Müsliriegeln und ähnlichen Gesundkostspezialitäten indoktrinieren und so den »funktionell« denkenden Verbraucher der Zukunft heranziehen.

Auf diese Weise wird auch noch der letzte Rest der von der Natur vorgegebenen Kontrollmechanismen für eine gesunde Nahrungsaufnahme (die für jeden Menschen eine andere ist!) zerstört. Alle Voraussetzungen für die Entstehung von Nahrungsmittelunverträglichkeiten bekommen heutige Kinder damit bereits in die Wiege gelegt.

Die Auswirkungen der »gesunden« Ernährung

Von Natur aus gibt es eigentlich nur eine einzige weit verbreitete Nahrungsmittelunverträglichkeit, nämlich die Laktoseintoleranz. Diese Nahrungsmittelunverträglichkeit war früher aber kein Problem, da die Betroffenen meist in einer Gemeinschaft zusammenlebten und laktosehaltige Milchprodukte einfach vermieden. Zu Zeiten, als man noch der Genetik angepasste lokale Küchen kannte, war eine klinisch relevante Laktoseintoleranz kein Thema.

Fruchtzucker und Sorbit (bzw. andere Zuckeralkohole) wurden früher nie in den Mengen gegessen, dass es zu Problemen hätte kommen können. Sie waren auch nie über längere Zeit in solchen Mengen vorhanden, dass sich klinisch relevante Beschwerden hätten entwickeln können. Wenn jemand einmal zu viele Kirschen oder anderes Obst gegessen hatte, war dies von kurzfristigen Bauchschmerzen und vielleicht sogar einem einmaligen Durchfall begleitet, aber daraus wurde nie mehr. Denn bereits nach wenigen Wochen war Obst nicht mehr in größeren Mengen verfügbar. Honig oder konservierte Fruchtsäfte konnten sich die meisten Menschen nicht ständig leisten.

> Die Unverträglichkeit von einzelnen Nahrungsmitteln wird meist erst dann zum Problem, wenn diese Nahrungsmittel oft kunsumiert werden.

Steter Tropfen höhlt den Stein

Das heißt, die Unverträglichkeitsepisoden waren immer zu kurz, um eine dauerhafte Veränderung der Bakterienflora im Darm herbeizuführen. Aber die stellt vermutlich die Voraussetzung für viele Nahrungsmittelunverträglichkeiten dar. Heute sind Obst, Honig und Fruchtsäfte das ganze Jahr über erhältlich und werden sogar noch als besonders gesund propagiert (die Kampagne »5 am Tag« etwa rät zu fünfmal täglich Obst, Fruchtsäften und Gemüse!). Dazu kommt, dass immer häufiger »zuckerfreie« Nahrungsmittel – die dann mit Zuckeraustauschstoffen wie Sorbit gesüßt sind – produziert und vermarktet werden. Auf der Packung eines solchen sorbithaltigen Produkts steht zwar »kann in größeren Mengen zu Durchfall führen«, aber das stört weder den Konsumenten noch die entsprechenden Behörden und schon gar nicht den Hersteller.

Aber es bleibt ja nicht bei einem mit Sorbit gesüßten Bonbon! Dazu kommen noch das Frühstücksmüsli (mit Fruktooligosacchariden [FOS], Inulin, Sorbit und Fruchtzucker), das Stück Obst und der Fruchtsaft für zwischendurch, der Kaugummi nach dem Essen (gegen den mittlerweile schlecht gewordenen Mundgeruch) und das Diätbier am Abend usw., bis man schließlich so viel Fruktose, Zuckeralkohole und FOS zu sich genommen hat, dass es jedem Menschen schlecht gehen muss, egal ob er dafür genetisch disponiert ist oder nicht. Nachdem sich dieses Szenario Tag für Tag wiederholt und wir durch die täglich auf uns einprasselnden Ernährungsempfehlungen dazu angehalten werden, eben diesen Weg einzuschlagen, kommt es zu einer solchen Überflutung der Darmflora mit »gesunden« Nahrungsmitteln, dass sie irgendwann »umkippt«.

Das Gegenteil von gesund heißt »gesünder«

Je schlechter es den Betroffenen geht, desto »gesünder« versuchen sie sich zu ernähren – ein Teufelskreis, der dazu führt, dass sich zu einer Nahrungsmittelunverträglichkeit die nächste gesellt und bald wieder eine und so weiter, bis irgendwann der Punkt gekommen ist, an dem man gar nichts mehr verträgt.

Aus diesem Grund nehmen multiple Nahrungsmittelunverträglichkeiten (Multiintoleranzen) zu. Ganz schlimm wird es aber, wenn durch die Fehlbesiedelung des Darmes bzw. durch die chronische Schädigung der Darmwand im Rahmen einer Nahrungsmittelunverträglichkeit diese irgendwann für Nahrungsmittelallergene durchlässig wird. Dann kommen zu den Nahrungsmittelunverträglichkeiten noch Nahrungsmittelallergien dazu.

Es gibt aber auch die umgekehrte Variante, dass nämlich zuerst eine Nahrungsmittelallergie vorliegt, die zu einer chronischen Schädigung der Darmwand führt. Die Folge ist dann oft ein vermehrter Übertritt von Eiweiß aus dem Blut in den Darm. Blut ist ein idealer Nährboden für eiweißabbauende Bakterien; dieser Umstand könnte bei der Entstehung einer Histaminintoleranz von Bedeutung sein.

Häufige Kombinationen von Nahrungsmittelunverträglichkeiten

Die Unfähigkeit, ein Nahrungsmittel zu resorbieren, muss noch nicht unbedingt Beschwerden verursachen. Sie ist nur die Voraussetzung dafür, dass sich die Darmflora in einer Weise verändert, dass Beschwerden entstehen können. Aus diesem Grund werden zwei Menschen mit derselben Nahrungsmittelunverträglichkeit oft sehr unterschiedlich stark von Beschwerden geplagt.

Wenn also im Rahmen einer Nahrungsmittelunverträglichkeit Beschwerden auftreten, so ist die Wahrscheinlichkeit hoch, dass weitere Nahrungsmittelunverträglichkeiten dazukommen. Eine Unverträglichkeit bahnt sozusagen den Weg für die nächste. Dazu kommt, dass eine Fehlbesiedelung des Dünndarms oft zur Folge hat, dass Bakterienprodukte die körpereigenen Enzyme hemmen, sodass wieder »neue« Unverträglichkeiten von Nahrungsmitteln entstehen. Multiintoleranzen sind daher nicht die Ausnahme, sondern eher die Regel.

Folgende Nahrungsmittelunverträglichkeiten treten oft gemeinsam auf:

- Sorbitintoleranz, Fruktoseintoleranz, sorbitabhängige Fruktosemalabsorption,
- Laktoseintoleranz und Fruktoseintoleranz,
- Histaminintoleranz und Glutamatunverträglichkeit,
- Laktoseintoleranz und Histaminintoleranz,
- Fruktoseintoleranz und Histaminintoleranz,
- Laktose-, Fruktose- und Histaminunverträglichkeit,
- Gluten-, Kasein- und Histaminunverträglichkeit,
- Nahrungsmittelallergie und Histaminunverträglichkeit.

WAS TUN?

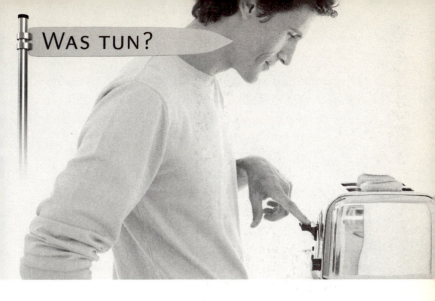

Was kann man tun?

Nahrungsmittelunverträglichkeiten sind so verschieden wie die Menschen, die unter ihnen leiden. Dennoch kann man ein grobes Schema zur Vorgehensweise empfehlen, um die Beschwerden einzugrenzen und leichter behandelbar zu machen.

Schritt 1: Magen-Darm-Erkrankungen ausschließen

Es ist zwar richtig, dass eine Nahrungsmittelunverträglichkeit oft den Weg für eine weitere bereitet, dennoch muss man immer auch an die Möglichkeit denken, dass eine Erkrankung des Darmes vorliegt und die Nahrungsmittelunverträglichkeit nur ein Symptom für diese Grunderkrankung darstellt. Sie sollten sich in diesen Fällen deshalb immer zuerst an einen Gastroenterologen wenden, um eine entsprechende Grunderkrankung ausschließen zu lassen.

Schritt 2: Bei einer Laktoseintoleranz muss die Form abgeklärt werden

Wenn im Rahmen einer Multiintoleranz eine Laktoseintoleranz vorliegt, sollte neben dem Wasserstoff-Atemtest immer auch eine molekulargenetische Untersuchung durchgeführt werden.

- Ist der Gentest positiv, bedeutet dies, dass eine angeborene Form einer Laktoseintoleranz (primäre Laktoseintoleranz) vorliegt. In diesem Fall ist die Wahrscheinlichkeit groß, dass die Laktoseintoleranz lediglich der »Wegbereiter« für die andere(n) Intoleranz(en) ist. Eine weitere Abklärung ist (in den meisten Fällen) nicht notwendig, die Behandlung sollte dann vor allem mit einer Enzymersatztherapie (Laktase) erfolgen.

- Ist der Gentest jedoch negativ, dann liegt definitionsgemäß eine sekundäre Laktoseintoleranz vor, was bedeutet, dass doch eine Darmerkrankung vorliegen muss! In diesem Fall muss man also unbedingt einen Gastroenterologen aufsuchen und nach der zugrunde liegenden Erkrankung suchen lassen. Nach unseren Erfahrungen sind etwa zehn Prozent der sekundären Laktoseintoleranzen durch eine bakterielle Fehlbesiedelung (SIBOS) bedingt und können mit einer antibiotischen Therapie geheilt werden. Leider werden Fehlbesiedelungen aber oft übersehen, weil der Wasserstoff-Atemtest nicht immer richtig interpretiert wird.

Schritt 3: Bei mehreren Intoleranzen möglichst eine medikamentös behandeln

Wenn mehrere Intoleranzen bestehen, ist meistens auch eine Nahrungsmittelunverträglichkeit dabei, die medikamentös bzw. mit einer Enzymersatztherapie behandelt werden kann (zum Beispiel Enzymersatztherapie mit Diaminooxidase oder Histaminblocker bei Histaminintoleranz oder Enzymersatztherapie mit Laktase bei Laktoseintoleranz, Näheres siehe Histaminkapitel). Ist das der Fall, so sollte diese Intoleranz auch tatsächlich medikamentös bzw. enzymatisch behandelt werden, damit wenigstens die Ernährungseinschränkungen für diese eine Intoleranz entfallen. So vermeiden Sie langfristig zu einseitige Diäten und die Entwicklung von Mangelernährung.

Schritt 4: Nur die verbleibenden Intoleranzen müssen diätetisch behandelt werden

Versuchen Sie bitte nicht, Fruchtzucker, Milchzucker, Histamin und Gluten gleichzeitig ganz wegzulassen. Die Gefahr ist groß, dass sich vor lauter ängstlichem Vermeiden eine Essstörung entwickelt. Das gilt vor allem dann, wenn (oft militante) Ernährungsberater alle Nahrungsmittel verbieten wollen, die auch nur die geringsten Spuren von einem der als unverträglich getesteten Substanzen enthalten. Eine Nahrungsmittelunverträglichkeit ist keine Allergie!

In den allermeisten Fällen genügt es, weniger von der jeweiligen Substanz (zum Beispiel Fruchtzucker) zu verzehren, sie muss aber nicht vollkommen weggelassen werden. Im Gegenteil: Wir empfehlen sogar, die als unverträglich getestete Substanz wieder in kleinen (aber noch verträglichen) Mengen zu essen, sobald die Beschwerden zurückgegangen sind. Hier muss jeder Betroffene seine eigene Toleranzschwelle herausfinden. Den meisten gelingt dies auch. Man darf den Umgang mit einer Nahrungsmittelunverträglichkeit also durchaus etwas »lockerer« sehen. Vor allem bei Jugendlichen sollte die Gefahr, die von einer Nahrungsmittelunverträglichkeit ausgeht, als geringer angesehen werden, als die Gefahr, die von einer potenziellen Essstörung droht.

Fruktose- plus Sorbitintoleranz

Bei einer Kombination aus Fruktoseintoleranz und Sorbitintoleranz sollten Sie zunächst versuchen, nur die sorbithaltigen Nahrungsmittel (Süßigkeiten, Kaugummis, Trockenfrüchte und alle Diätprodukte) vom Speiseplan zu streichen. Sorbit führt in den meisten Fällen zu mehr Beschwerden als Fruchtzucker, und oft genügt es bereits, Sorbit zu vermeiden, um eine »normale« Verträglichkeit von Fruchtzucker zu erreichen. Wenn Sie damit allerdings nicht hinreichend beschwerdefrei werden, sollten Sie auch um Fruchtzucker einen Bogen machen. Das ist meist nicht besonders schwierig, da Sorbit und Fruktose in Nahrungsmitteln oft zusammen vorkommen. Weitere Empfehlungen siehe Abschnitt Sorbitintoleranz auf S. 110ff.

Laktose- plus Fruktoseintoleranz

In diesem Fall kann die Laktoseintoleranz mit einer Enzymersatztherapie (Laktase) behandelt werden, die Fruktoseintoleranz dagegen nur diätetisch. Kaufen Sie, wenn möglich, laktosefreie Milchprodukte; wenn das nicht möglich ist, verzichten Sie nicht vollkommen auf Milchprodukte, sondern essen Sie »normal« und nehmen Sie zu einer laktosehaltigen Mahlzeit das Enzym Laktase ein. Fruchtzucker- und sorbithaltige Nahrungsmittel sollten Sie jedoch meiden. Weitere Empfehlungen siehe Kapitel Laktoseintoleranz und Fruktoseintoleranz.

Histaminintoleranz und Glutamatunverträglichkeit

Wenn im Rahmen einer Multiintoleranz eine Histaminintoleranz vorliegt, reicht es oft schon aus, Nahrungsmittel nicht zu lange zu lagern und alle Speisen frisch zuzubereiten, um eine übermäßige Histaminbildung zu vermeiden. Ob es einen Zusammenhang mit einer Glutamatunverträglichkeit gibt, können Sie sehr leicht selbst herausfinden: Betroffene vertragen das Essen in chinesischen Restaurants oft nicht (»China-Restaurant-Syndrom«).

In diesem Fall kann die Histaminintoleranz durch das Vermeiden von Glutamat »ausgeheilt« werden. Sie müssen lediglich

- die Geschmacksverstärker
  - E 620 (Glutaminsäure),
  - E 621 (Natriumglutamat),
  - E 622 (Kaliumglutamat),
  - E 623 (Kalziumglutamat),
  - E 625 (Magnesiumglutamat) sowie
- Tomaten und
- Parmesan

vermeiden, was in der Regel nicht so schwierig ist.

Enzymersatztherapie mit DAO
Sollte mit der Vermeidung von Glutamat noch keine ausreichende Verbesserung erreicht werden, so gibt es die Möglichkeit einer Enzymersatztherapie mit DAO (Diaminooxidase). Dieses Enzym kann in Kapselform zu den Mahlzeiten eingenommen werden, bei denen man einen hohen Histamingehalt vermutet. Oft reicht aber auch die Enzymersatztherapie nicht aus. In diesem Fall können Histaminblocker vor oder sogar noch nach einer histaminhaltigen Mahlzeit eingenommen werden. Nur in den wenigen Fällen, in denen auch das nicht zu einer ausreichenden Besserung führt, sollte auch eine histaminreduzierte Diät eingehalten werden. Weitere Hinweise im Kapitel Histaminintoleranz.

Histaminintoleranz mit Laktose- oder Fruktoseintoleranz

Die Histaminintoleranz ist nach meinen Erfahrungen sehr oft eine »Folgeerkrankung« einer anderen Nahrungsmittelunverträglichkeit. Wenn Sie auf histaminhaltige oder Histamin freisetzende Nahrungsmittel mit Unverträglichkeitssymptomen reagieren, lassen Sie sich auf andere Nahrungsmittelintoleranzen untersuchen. Wird die »Grunderkrankung« (beispielsweise eine Laktoseintoleranz) richtig behandelt, so verschwindet die Histaminintoleranz meist irgendwann von selbst. Es lohnt sich dann, immer wieder einmal zu testen, ob histaminhaltige Nahrungsmittel oder Histamin freisetzende Nahrungsmittel doch wieder vertragen werden.

Gluten-, Kasein- und Histaminunverträglichkeit

Komplizierter gestaltet sich die Situation, wenn eine Gluten- oder Kasein-Unverträglichkeit mit einer anderen Nahrungsmittelunverträglichkeit (nicht Nahrungsmittelallergie!) kombiniert vorkommt. Hier sollte man sich an seinen Arzt wenden, um die individuelle Vorgangsweise zu besprechen. Gluten und Kasein haben die Eigenschaft, im Darm derart abgebaut zu werden, dass die resultierenden »Bruchstücke« eine opiatähnliche Wirkung haben. Dies kann einerseits Suchtverhalten hervorrufen, andererseits aber zu vermehrter Histaminfreisetzung aus Mastzellen führen. Liegt eine Histaminabbaustörung (DAO-Mangel) oder eine hohe Dichte an Mastzellen vor (Mastozytose), so können diese Abbauprodukte zu den gleichen Beschwerden führen wie Histamin in der Nahrung.

Patienten mit Neurodermitis erfahren deshalb manchmal eine Besserung, wenn sie Histamin, Gluten und Kasein aus ihrer Nahrung streichen. Wenn man aber so empfindlich ist, dass man nicht nur auf hohe Histamingehalte in der Nahrung reagiert, sondern auch auf Histamin freisetzende Nahrungsmittelbestandteile (wie Gluten und Kasein), sollte man sich an einen allergologisch orientierten Arzt wenden. Dieser kann feststellen, ob den Beschwerden nicht vielleicht doch eine Erkrankung (Mastozytose, Neurodermitis, verschiedene Formen der Nesselsucht [Urticaria]) zugrunde liegt, die auch anders als mit Diät behandelt werden kann.

Nahrungsmittelallergie plus Nahrungsmittelunverträglichkeit

Eine Nahrungsmittelunverträglichkeit kann auch zusammen mit einer Nahrungsmittelallergie auftreten. In diesem Fall hat die Behandlung der Allergie immer Priorität vor der Behandlung der Unverträglichkeit. Die häufigste Nahrungsmittelallergie ist das Birke-Nuss-Kernobst-Syndrom; doch zum Glück für die Betroffenen können die entsprechenden Nahrungsmittel in der Regel alle gegessen werden, wenn sie ausreichend gekocht wurden, da das verantwortliche Allergen (Betv1) durch Hitze inaktiviert wird.

Bei sehr vielen Formen von Nahrungsmittelallergien gibt es die Möglichkeit einer Hyposensibilisierungstherapie, die zwar

Was kann man tun?

> Beim Erhitzen in der Mikrowelle werden die Lebensmittel oft nicht gleichmäßig durcherhitzt, dadurch bleiben immer wieder »cold spots« bestehen, in denen Allergene nicht ausreichend zerstört werden.

nicht immer, aber doch sehr oft zu einer Verträglichkeit der betroffenen Nahrungsmittel führt. Hier ist in jedem Fall die Beratung durch einen Allergologen zu empfehlen. Die diätetische Behandlung der gleichzeitig bestehenden Nahrungsmittelunverträglichkeit ist in den meisten Fällen ratsam, da sich Unverträglichkeiten und Allergien gegenseitig ungünstig beeinflussen.

Patientenbeispiel

»Was kann ich denn überhaupt noch essen?«

Vorgeschichte:

Nicola S., eine leicht untergewichtige Patientin, die früher an einer Ess-Brech-Sucht (Bulimie) gelitten hat, kommt in meine Sprechstunde. Sie berichtet, dass sie sich nun sehr »bewusst« ernährt und ihre Nahrungsmittel ausschließlich in Reformhäusern oder in Bioläden kauft. Sie isst hauptsächlich Rohkost (Obst und Gemüse), Müslis sowie pro- und präbiotische Milchprodukte. Doch trotz dieser »gesunden« Ernährung leidet sie ständig unter Blähungen, schmierigen Stühlen, zeitweise auch unter Durchfall und krampfartigen Bauchschmerzen. Im letzten Jahr hat sie vier Kilogramm Gewicht verloren und wiegt nun 49 Kilo bei einer Körpergröße von 166 Zentimetern (das entspricht einem BMI von 17,8).

Die Patientin zeigt mir eine Liste mit über 100 Nahrungsmitteln, die bei ihr als unverträglich getestet worden seien. Mittels Atemtest hat ihr Hausarzt vor kurzem außerdem eine Fruchtzucker- und eine Milchzuckerunverträglichkeit festgestellt. Nicola S. ist ratlos. Sie fragt sich, was sie überhaupt noch essen kann, wenn sie neben den 100 bereits »verbotenen« nun auch noch auf fruktose- und laktosehaltige Lebensmittel verzichten soll – zumal sie als Vegetarierin kein Fleisch essen möchte.

Eine »fruchtzuckerarme« Diät (bei der sie allerdings trotzdem bis zu vier Liter Fruchtsaft pro Tag getrunken hat, weil sie damit ihren Vitaminbedarf decken wollte) und eine laktosearme Diät haben zu keiner Besserung geführt. Sie nimmt jetzt verschiedene Nahrungsergänzungsmittel und Vitaminpräparate ein, um einer Mangelernährung vorzubeugen, da sie kaum mehr Abwechslung in ihrer Ernährung hat.

Frau S. ist sehr beunruhigt, weil sie trotz aller Maßnahmen weiter abnimmt. Dass sie in letzter Zeit auch keinen Alkohol verträgt (wenn sie Sekt trinkt, bekommt sie rote Flecken im Gesicht und am Hals), stört sie dagegen weniger.

Bewertung:
Offenbar war die Essstörung bei dieser Patientin noch nicht ausgeheilt: Aus der Angst, zu viel zu essen, hat sich ein

Zwang entwickelt, unbedingt die »richtigen« Nahrungsmittel essen zu müssen (Orthorexie). Je schlechter sich Frau S. fühlte, umso stärker bemühte sie sich, sich »noch gesünder« zu ernähren. Dadurch haben sich aber ihre Unverträglichkeitsreaktionen verschlechtert. Wahrscheinlich hätten ihre Beschwerden nie ein solches Ausmaß angenommen, wenn sie mehr auf ihren eigenen Appetit gehört hätte statt auf die zahlreichen Ratschläge aus dem Internet, die ihr erklären wollten, welche Ernährung die beste ist. Die Entwicklung einer Multiintoleranz war so vorprogrammiert.

Behandlung:
1. Visite: Als erste allgemeine Maßnahmen rate ich Frau S., Rohkost und Vollkornprodukte, so weit es geht, zu vermeiden und stattdessen leicht verdauliche, weich gekochte Kost zu sich zu nehmen. Außerdem soll sie einen Bogen um exotische Nahrungsmittel sowie »zu Gesundheitszwecken« modifizierte Nahrungsmittel (»Functional Food«) machen, deren Wirkungen für den Laien fast nicht abzuschätzen sind. Vitaminpräparate und Nahrungsergänzungsmittel soll sie alle absetzen, da bei Ausheilung des Darmes keine Mangelernährung zu erwarten ist.

Die fruktosarme Diät muss Frau S. dagegen unbedingt fortsetzen – einschließlich des völligen Verzichts auf Fruchtsäfte. Zur Behandlung der Laktoseintoleranz verordne ich ihr Laktasetabletten und empfehle ihr, ansonsten auf laktosefreie Milchprodukte auszuweichen. Gleichzeitig ermutige ich sie, so weit wie möglich wieder lustgesteuert zu essen und kleine »Fehler« durchaus zuzulassen.

Zur weiteren medizinischen Abklärung nehmen wir Blut ab: eine Probe für die molekulargenetische Untersuchung auf das Vorliegen einer primären Laktoseintoleranz und eine zweite zur Bestimmung der Diaminooxidaseaktivität (DAO), die bei der Histaminintoleranz eine Rolle spielt.

2. Visite: Die Verdauungsbeschwerden von Frau S. sind deutlich besser, die Durchfälle sind seltener, aber nach wie vor vorhanden; das Gleiche gilt auch für die Blähungen und die Bauchschmerzen.

Die Blutuntersuchung hat eine erniedrigten DAO-Aktivität ergeben. Daraus und aus den beschriebenen Symptomen nach Alkoholgenuss kann die Diagnose einer Histaminintoleranz gestellt werden. Ich verordne Frau S. eine Dauertherapie mit einem Antihistaminikum, damit sie nicht auch noch eine histaminarme Diät einhalten muss.

Die molekulargenetische Untersuchung deutet auf eine sekundäre (erworbene Form) von Laktoseintoleranz hin, deshalb wird ein Glukose-Atemtest veranlasst.

3. Visite: Unter der Therapie mit dem Antihistaminikum verbessern sich die Beschwerden von Frau S. weiter. Die Bauchkrämpfe sind fast verschwunden, ebenso die Durchfälle, sie hat aber weiterhin Blähungen und schmierigen Stuhl.

Aus den Ergebnissen des Glukose-Atemtests kann auf eine bakterielle Fehlbesiedelung des oberen Dünndarms geschlossen werden (eine häufige Ursache für eine sekundäre Laktoseintoleranz); deshalb beginnen wir zusätzlich mit einer antibiotischen Therapie.

Die laktosefreie Diät wird etwas gelockert: Nicola S. darf jetzt auch laktosehaltige Lebensmittel essen, sofern diese einen hohen Fettgehalt aufweisen (der hohe Fettgehalt verlängert die Kontaktzeit zwischen dem Enzym Laktose und dem in der Nahrung enthaltenen Milchzucker, sodass dieser aufgespalten werden kann).

4. Visite: Die sekundäre Laktoseintoleranz ist erfolgreich ausgeheilt. Frau S. braucht keine laktosefreie Diät mehr einzuhalten. Ich rate ihr aber, bei Milchprodukten keine Light-Produkte auszuwählen, sondern ruhig die mit höherem Fettgehalt; außerdem soll sie möglichst keine Pro- und Präbiotika zu sich nehmen.

Die Histaminempfindlichkeit hat sich so weit gebessert, dass Frau S. das Antihistaminikum nur mehr bei Bedarf einnehmen muss bzw. sie es durch eine Enzymersatztherapie mit DAO ersetzen kann.

Nach einem *5. Besuch* kann ich die Patientin allein mit der Empfehlung, eine fruchtzuckerarme Diät beizubehalten, als »geheilt« entlassen. Die Diaminooxidaseaktivität ist wieder im Normbereich, und Frau S. kann histaminhaltige Nahrungsmittel meistens vertragen. Nur in seltenen Fällen muss sie noch zu ihrem Antihistaminikum greifen.

6 Praxistipps

Wie gelingt die Umsetzung im Alltag?

In einem Ratgeber, der einen Überblick über ein sehr komplexes Thema bietet, bleiben zwangsläufig viele individuelle Fragen offen. Die in der Praxis am häufigsten gestellten Fragen finden Sie im nachfolgenden Kapitel beantwortet. Alle weiteren sollten Sie mit Ihrem behandelnden Arzt besprechen.

HÄUFIGE FRAGEN

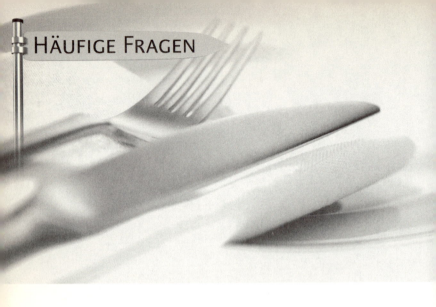

Häufige Fragen und ihre Antworten

In diesem letzten Kapitel geht es um die Beantwortung von Fragen, die mir häufig von meinen Patienten gestellt werden – zur Umsetzung von Diätregeln, zum Umgang mit Nahrungsmittelunverträglichkeiten oder auch zur Kostenfrage.

Zahlt die Krankenkasse Untersuchungen zur Diagnose von Nahrungsmittelunverträglichkeit?

Es gibt so viele unterschiedliche Versicherer, dass die Frage leider nicht eindeutig beantwortet werden kann. Im Allgemeinen werden Prick- und RAST-Tests, die für die Diagnostik von Nahrungsmittelallergien notwendig sind, bezahlt. Die Atemgasanalysen sind zwar etabliert, werden aber von den Kassen meistens noch nicht als Kassenleistung anerkannt, sodass der Patient die

Kosten in der Regel selber tragen muss. Lediglich manche Privatversicherer sind bereit, die Kosten dafür zu übernehmen.

Gerade auf dem neuen Gebiet der Diagnostik von Nahrungsmittelunverträglichkeiten ist es sowohl in Deutschland als auch in Österreich oft sehr schwer, einen Kostenersatz zu bekommen.

> **TIPP — Privatversicherung**
> Beim Abschluss einer Privatversicherung sollte man darauf achten, dass nicht nur die Differenz von Arztkosten und Zahlung der normalen Kassenleistung ausgeglichen wird. Zahlt nämlich die normale Krankenkasse gar nicht (beispielsweise weil sie ein neues diagnostisches Verfahren nicht kennt oder nicht anerkennt), ist das oft ein Grund für die Privatversicherung, ebenfalls nichts zu zahlen (mit der Begründung, dass nur dann etwas gezahlt wird, wenn die normale Krankenkasse auch etwas bezahlt).

Ist eine Fruktosemalabsorption heilbar, oder muss ich ein Leben lang eine fruktosearme Diät einhalten?

Wenn die Fruktoseintoleranz aufgrund einer Darmerkrankung entstanden ist, kann mit der erfolgreichen Behandlung der Darmerkrankung auch mit der Ausheilung der Fruktoseintoleranz gerechnet werden. In allen anderen Fällen bleibt eine Fruktosemalabsorption nach dem derzeitigen Wissensstand ein Leben lang bestehen. Allerdings hat nur die Hälfte der Betroffenen mit Fruktosemalabsorption tatsächlich Beschwerden.

Die Chance, auch ohne Diät beschwerdefrei zu werden, beträgt also etwa 50 Prozent.

Muss ich bei Fruktosemalabsorption auf jeglichen Fruchtzucker verzichten?

Nein. Die Toleranzschwelle für die Fruktoseaufnahme ist bei den Betroffenen sehr unterschiedlich. Es kann ohne weiteres sein, dass jemand noch beträchtliche Mengen an Fruchtzucker verträgt. Kleinste Mengen sollten sogar bewusst immer wieder eingenommen werden. Dadurch verhindern Sie, dass Sie immer empfindlicher gegen Fruchtzucker werden.

Darf man bei Fruktosemalabsorption Haushaltszucker (der ja auch Fruchtzucker enthält) essen?

Ja. Haushaltszucker ist nur für Personen mit HFI (hereditärer Fruktoseintoleranz) verboten. Wenn Sie an intestinaler Fruktoseintoleranz (Fruktosemalabsorption) leiden, können Sie problemlos Haushaltszucker (Saccharose) zu sich nehmen.

Wenn ich bei Fruktoseintoleranz kein Obst essen darf, muss ich dann Vitamintabletten einnehmen?

Nein! Patienten mit Fruktosemalabsorption haben zwar relativ häufig Vitaminmangelzustände, wenn Sie jedoch eine fruktosereduzierte Diät einhalten, kommt es trotz geringerer Zufuhr von Vitaminen zu einer verbesserten Vitaminversorgung. Grund dafür ist, dass sich durch die verbesserte Verdauungsleistung des Darmes (weniger Durchfall) die Aufnahme von Vitaminen aus der Nahrung (Bioverfügbarkeit) deutlich verbessert. Das heißt, obwohl Sie weniger Obst und Fruchtsäfte konsumieren, wird Ihr Körper sogar besser mit Vitaminen versorgt als vorher.

Kann man durch gleichzeitige Einnahme von Traubenzucker (Glukose) die Fruchtzuckerunverträglichkeit günstig beeinflussen?

Theoretisch ja, weil Glukose gewissermaßen »hilft«, den Fruchtzucker aufzunehmen. In der Praxis wird aber der Zuckerkonsum dadurch so erhöht, dass die Wahrscheinlichkeit einer bakteriellen Fehlbesiedelung des oberen Dünndarms steigt. Und das würde neue Beschwerden (und Unverträglichkeiten) nach sich ziehen. Wir raten deshalb davon ab, die Fruchtzuckerverträglichkeit auf diesem Weg zu verbessern.

Ist Laktoseintoleranz eine Krankheit oder eine Befindlichkeitsstörung?

Laktoseintoleranz ist keine Krankheit, wenn die Ernährung dem Enzymmangel angepasst ist. Früher waren die regional unterschiedlichen Ernährungsweisen der genetischen Ausstattung der jeweiligen Bevölkerung angepasst, und damit gab es fast keine Probleme. Durch die Globalisierung ist das nicht mehr der Fall, sodass die Laktoseintoleranz immer mehr Krankheitscharakter bekommt.

Wenn man keine Milch trinkt und keine Milchprodukte zu sich nimmt, bekommt man dann einen Kalziummangel?

Nein. Auch wenn Milch und Milchprodukte die hauptsächlichen Kalziumquellen in unserer Nahrung darstellen, kommt es zu keinem Kalziummangel. Würde der Verzicht auf Milch zu Kalziummangel führen, müssten auch alle anderen Säugetiere, die nach dem Abstillen bekanntlich laktoseintolerant werden und jegliche Milch meiden, an Kalziummangel leiden. Das ist aber nicht der Fall.

Muss ich bei Laktoseintoleranz Kalziumtabletten einnehmen?

Nein, es sei denn, Sie leiden an Osteoporose, Osteopenie oder einer anderen Erkrankung, die mit einer Kalziumsubstitution behandelt werden sollte. Viel wichtiger ist eine ausreichende Versorgung mit Vitamin D.

Haben Laktoseintolerante ein erhöhtes Osteoporoserisiko?

Wahrscheinlich ja. Dies gilt besonders für Raucher, schlanke Personen, Menschen mit blonden Haaren und blauen Augen sowie für Frauen nach den Wechseljahren.

Ist Ziegen-, Schaf- oder Stutenmilch für Laktoseintolerante besser verträglich?

Leider nein. Die Milch aller Tiergattungen hat etwa denselben Laktosegehalt, sodass es in Bezug auf die Laktoseintoleranz völlig gleichgültig ist, welche Milch Sie trinken. Erst in der Weiterverarbeitung wird der Laktosegehalt je nach Verfahren unterschiedlich beeinflusst. Die Angaben auf der Verpackung können helfen, eine Vorstellung zu bekommen, wie viel Laktose ein Produkt enthält. Leider sind konkrete Angaben zum Laktosegehalt nicht vorgeschrieben.

Darf ich bei Laktoseintoleranz gar keine Milchprodukte essen?

Die meisten Menschen mit Laktoseintoleranz vertragen kleine Mengen an Laktose ohne Probleme, das heißt, sie können durchaus Milchprodukte mit geringem Laktosegehalt zu sich nehmen. Es gibt aber einzelne Patienten mit Laktoseintoleranz, die selbst geringste Laktosemengen nicht vertragen. Diese Gruppe sollte ganz auf Milchprodukte verzichten – sogar wenn diese als »laktosefrei« deklariert sind, da man bei Milchprodukten keine 100-prozentige Laktosefreiheit erreichen kann.

Hat man bei Laktoseintoleranz eine verkürzte Lebenserwartung?

Nein, sonst müssten drei Viertel der Weltbevölkerung eine verkürzte Lebenserwartung haben. Es kann aber (vor allem in der hochzivilisierten Welt) zu Folgeerkrankungen wie Osteoporose, Divertikulose etc. kommen, die unbehandelt die Lebenserwartung sehr wohl verkürzen können.

Ich vermute bei mir eine Laktoseintoleranz. Kann ich versuchsweise eine Enzymersatztherapie machen?

Im Prinzip ja, da mit einer Enzymersatztherapie eigentlich fast kein Risiko verbunden ist. Bei bekannter Schimmelpilzallergie sollte man eine Enzymersatztherapie allerdings nur unter ärztlicher Aufsicht durchführen, da die Enzyme oft aus Schimmelpilzen gewonnen werden und eventuell Spuren von Schimmelpilzallergenen enthalten. Einfacher ist es, versuchsweise eine laktosefreie Diät einzuhalten und sich selber zu beobachten, ob es damit besser geht.

Wie gelingt die Umsetzung im Alltag?

Kann ich mit einer Laktoseintoleranz Medikamente einnehmen, die Laktose enthalten?

In der Regel ja. Die Laktosemenge in Medikamenten bewegt sich im Milligramm-Bereich, während sich der Laktosegehalt von Nahrungsmitteln im Gramm-Bereich liegt, also um den Faktor 1000 höher ist. Es gibt aber einige wenige Patienten mit Laktoseintoleranz, die selbst kleinste Laktosemengen nicht vertragen. In diesem Fall sollten Sie sich von Ihrem Apotheker beraten lassen und zu Medikamenten mit anderen Füllstoffen wechseln.

Ich leide seit meiner Kindheit an Zöliakie. Mir hat jemand gesagt, dass sich das im Erwachsenenalter auswächst. Darf ich jetzt wieder kleine Mengen an glutenhaltigen Nahrungsmitteln zu mir nehmen?

Nein. Die häufige Meinung, dass eine Zöliakie ausheilen kann, ist leider falsch; man wird auch mit zunehmendem Alter nicht toleranter gegenüber Gluten.

Mein Arzt hat mir gesagt, dass ich nicht an einer Zöliakie leide und deshalb keine glutenfreie Diät einhalten muss. Mir geht es aber besser, wenn ich keine glutenhaltigen Lebensmittel zu mir nehme. Was soll ich jetzt tun?

Wenn Sie sich unter einer glutenfreien Diät besser fühlen, spricht nichts dagegen, langfristig eine glutenarme Diät beizubehalten. Man weiß von Zöliakiepatienten, dass auch eine jahrelange glutenfreie Diät nicht zu Mangelerscheinungen führt.

Bei mir wurde eine Histaminintoleranz festgestellt. Muss ich jetzt mein Leben lang eine histaminfreie Diät einhalten?
In der Regel nicht. Die Empfindlichkeit gegenüber Histamin in der Nahrung variiert oft beträchtlich. Wenn Ihre Beschwerden abgeklungen sind, können Sie durchaus ausprobieren, ob Sie wieder geringe Mengen an Histamin vertragen.

Man hat mir gesagt, dass man bei Histaminintoleranz keine Röntgenkontrastmittel bekommen darf und sich nicht operieren lassen darf. Stimmt das?
Nein. Allerdings wird bei Verabreichung von Röntgenkontrastmitteln (auch bei den neuen Röntgenkontrastmitteln) sowie unter Narkose relativ viel Histamin freigesetzt, sodass es zu Beschwerden kommen kann. Dem kann man aber einfach vorbeugen: Bitten Sie den Arzt, vor einer Operation oder Röntgenkontrastmittelgabe ein Antihistaminikum (H1-Blocker) und einen H2-Blocker vorzuspritzen. Bei kleineren Eingriffen reicht auch die orale Einnahme dieser Medikamente aus.

Wenn die Darmbakterien bei Nahrungsmittelunverträglichkeiten eine so große Rolle spielen, sollte ich dann Probiotika oder »gute« Darmbakterien zu mir nehmen?
Nein. Durch die Einnahme von sogenannten »guten« Bakterien wird bestenfalls vorübergehend – wenn überhaupt – eine Besserung der Beschwerden erreicht. Wenn Sie dagegen unverträgliche Nahrungsmittel(bestandteile) meiden, werden die »schlechten« Bakterien im Darm »ausgehungert«, dadurch können sich

Ihre »guten« Darmbakterien wieder vermehren. Wichtig ist es, die Voraussetzungen dafür zu schaffen, dass sich in Ihrem Darm Ihr eigenes Gleichgewicht der Darmbakterien einstellt und nicht das, was sich ein Probiotikahersteller unter Gleichgewicht vorstellt.

Ich leide an einer Nahrungsmittelunverträglichkeit und habe bemerkt, dass sich meine Beschwerden verstärken, wenn ich viel Sport treibe. Was kann ich tun?

Wenn die Beschwerden bei körperlicher Belastung zunehmen, kann dies vor allem zwei Ursachen haben: Entweder ist die Trainingsintensität zu hoch, sodass der Darm schlecht durchblutet und damit in seiner Funktion eingeschränkt wird, oder es liegt zusätzlich eine Histaminintoleranz vor. Starke körperliche Belastung kann nämlich zu vermehrter Histaminausschüttung und damit zu einer Zunahme der Beschwerden führen.

Sind Nahrungsergänzungsmittel hilfreich, wenn man an einer Nahrungsmittelintoleranz leidet?

Nein. In letzter Zeit kommen mehr und mehr Produkte auf den Markt, die als Nahrungsergänzungsmittel Abhilfe bei diversen Beschwerden oder auch bei Nahrungsmittelunverträglichkeiten versprechen. Im Angebot sind Enzyme, Säfte aus exotischen Früchten oder gefriergetrocknete Konzentrate aus Obst oder Gemüse, die allesamt teuer verkauft werden. Aber oft lösen Nahrungsergänzungsmittel selbst eine Unverträglichkeitsreaktion oder Allergie aus und führen so zu einer Verschlechterung gerade von jenen Symptomen, die man damit bekämpfen wollte.

Muscheln gegen Osteoporose

Patientenbeispiel

Wie gefährlich Nahrungsergänzungsmittel sein können, sei am Beispiel einer Patientin erzählt, die ihre Osteoporose nicht mit schulmedizinischen Medikamenten behandeln lassen wollte. Statt der verschriebenen Medikamente nahm sie Haifischmehl und Muschelpulver zu sich. Sie bekam chronischen Durchfall und vermutete eine Nahrungsmittelunverträglichkeit, weshalb sie zu mir kam. Bei der Stuhluntersuchung konnten Lamblien (einzellige Lebewesen) gezüchtet werden, die offenbar aus dem Nahrungsergänzungsmittel stammten.

Muscheln leben mit Vorliebe im Brackwasser und können große Wassermengen aufnehmen und gefiltert wieder ausscheiden. So gelangen auch Mikroorganismen aus Fäkalien in die Muscheln. Werden Muscheln bei der Verarbeitung nicht ausreichend lange erhitzt, können diese Keime in dem Muschelprodukt verbleiben und den Konsumenten infizieren. Auf diesem Weg kann ein »natürliches« Nahrungsergänzungsmittel zum gefährlichen Krankmacher werden. (Aber selbst bei ausreichender Erhitzung können hitzestabile Allergene in einem Nahrungsergänzungsmittel verbleiben und so allergische Beschwerden auslösen.)

Wenn Sie den Verdacht haben, dass Sie unter einer Nahrungsmittelunverträglichkeit leiden, sollten Sie als Erstes alle Nahrungsergänzungsmittel absetzen. Menschen, die auf eine gesunde und natürliche Lebensweise Wert legen, sollten überhaupt auf Nahrungsergänzungsmittel verzichten, da diese – im Gegensatz zu Arzneimitteln – so gut wie keiner Kontrolle unterliegen und selbst ein Fachmann das Verhältnis von Nutzen zu Risiken nicht mehr abschätzen kann. Hier sollte der Staat endlich mehr Kontrollfunktion übernehmen.

Wünschenswert wäre auch, dass die Lebensmittelhersteller, insbesondere die Industrie, den zunehmenden Nahrungsmittelunverträglichkeiten mehr Beachtung schenken. Und es wäre unbedingt notwendig, dass staatliche Institutionen industrieunabhängige Forschung auf diesem Gebiet fördern und ihre Förderung dabei nicht an die gleichzeitige Mitförderung von industriellen Unternehmen koppeln.

Service

Bücher zum Weiterlesen

Fruktosemalabsorption, Fruktoseintoleranz

Ledochowski, M./Hölzl, C.: *Fruchtzuckerarm kochen und sich wohl fühlen.* Wien 2004

Ledochowski, M.: *H2-Atemteste.* Innsbruck 2008

Schleip, T.: *Fructose-Intoleranz. Wenn Fruchtzucker krank macht.* Stuttgart 2007

Schleip, T.: *Richtig einkaufen bei Fructose-Intoleranz.* Stuttgart 2008

Schleip, T./Kedzierski, I.: *Köstlich essen ohne Fructose.* Stuttgart 2006

Laktoseintoleranz

Hof, C.: *Köstlich essen bei Laktose-Intoleranz.* Stuttgart 2008

Hofele, K.: *Richtig einkaufen bei Laktose-Intoleranz.* Stuttgart 2008

Ledochowski, M.: *Laktoseintoleranz und Milchunverträglichkeiten.* Innsbruck 2008

Ledochowski, M./Fassl-Garbani, E./Datta, B.: *Milchzuckerarm kochen und sich wohl fühlen.* Wien 2005

Schleip, T.: *Laktose-Intoleranz. Wenn Milchzucker krank macht.* Stuttgart 2005

Histaminintoleranz

Schleip, T.: *Histamin-Intoleranz. Endlich Schluss mit den Beschwerden.* Stuttgart 2007

Schleip, T.: *Richtig einkaufen bei Histamin-Intoleranz.* Stuttgart 2008

Schleip, T./Kedzierski, I.: *Köstlich essen bei Histamin-Intoleranz.* Stuttgart 2006

Zöliakie

Hiller, A.: *Zöliakie. Mehr wissen – besser verstehen. Beschwerdefrei leben mit der sicheren Diagnose und einer glutenfreien Ernährung.* Stuttgart 2006

Übergreifend (mehrere Nahrungsmittelunverträglichkeiten)

Ledochowski, M.: *Brot-, Gluten- und Getreideunverträglichkeiten.* Innsbruck 2008

Ledochowski, M.: *Fruktoseunverträglichkeit und Sorbitintoleranz.* Innsbruck 2009

Wolzt, M./Ring, J./Feffer-Holik, S.: *Gesund essen & trotzdem krank. Gluten-, Lactose-, Fructose-, Histamin-Intoleranz.* Wien 2008

Hilfreiche Internetadressen

Deutschland

- Nationale Kontakt- und Informationsstelle zur Anregung und Unterstützung von Selbsthilfegruppen: www.nakos.de
- Treffpunkt für Menschen mit Laktoseintoleranz (das Portal bietet auch Informationen für andere Nahrungsmittelunverträglichkeiten): www.libase.de
- Deutsche Zöliakie-Gesellschaft e.V.: www.dzg-online.de

Österreich

- Portal Selbsthilfe in Österreich: www.selbsthilfe.at
- Österreichische Arbeitsgemeinschaft Zöliakie: www.zoeliakie.or.at

Schweiz

- Koordination und Förderung von Selbsthilfegruppen in der Schweiz: www.kosch.ch
- IG Zöliakie der Deutschen Schweiz: www.zoeliakie.ch

Register

¹³C-Atemtests 78

Abwehrzellen 26
ADH/ALDH 53
Allergene 20, 184, 216
Allergenkarenz 194f.
Allergien 20, 30, 33, 41, 53ff., 87, 142, 146, 149, 161, 216
   Austestung 79ff.
   Behandlungen 194–197
   Beschwerden 186f.
   Entstehung 185, 190–194
   Kreuz- 171, 187ff.
   Pseudo- 146f.
Allergiesyndrom, orales 53, 183, 187, 190
Aminosäuren, biogene 150
Amylase 19
Antazida 20
Antibiotika 109f., 138
Antihistaminika 142, 148, 195, 231
Antikörper 23, 26 165
Atemtests 76ff., 87, 104, 171
Auslassdiäten 64–71, 87, 174f.

Babynahrung 36, 202, 204
Ballaststoffe 21f., 24f., 33, 34–40, 129, 179f.
   –unverträglichkeit 179f.
Bauchschmerzen 31, 35, 49ff., 97, 100, 111, 123, 143, 162, 174, 177
Birke-Nuss-Kernobst-Syndrom 43, 187f., 190, 216
Blähungen 25, 31, 35, 38, 49f., 53, 97, 100, 102, 111, 123f., 174, 177, 181, 200
Brot 19, 30, 159, 174, 176

China-Restaurant-Syndrom 144, 213

DAO 143, 145, 147, 155f., 214
Darm 24f., 116
   Aufnahme von Zucker 95f.
Darmbakterien 21ff., 25, 34, 39, 70, 77, 97, 109, 122, 231f.
   Fehlbesiedelung des Darms 25, 35, 103, 107, 111, 114, 116, 123, 125, 138, 179, 181, 208, 210, 227
Darmflora 22f., 25, 38, 125, 206
Darmschleimhaut 21f., 26, 100
Darmwand 20, 77, 94f.
Darmzotten 83, 116, 161
Defensine 26
Depressionen 97ff., 101f., 109, 162f.
Diabetikerprodukte 37, 105, 113
Diaminooxidase 145, 156, 211, 214
Dickdarm 19ff., 77, 96f., 102f., 109
   –entzündung, chronische 172
Differenzialdiagnose 82–89
Dünndarm 19ff., 35, 77, 96f., 161
   Fehlbesiedelung 25, 35, 103, 107, 111, 114, 116, 123, 125, 138, 179, 181, 208, 210, 227
Durchfall 25, 38, 49f., 53, 97, 100, 111, 123f., 143, 162, 174, 177

Entzündungen 22, 26, 103
Enzymersatztherapie 127f., 136f., 156, 210f., 214, 227

Fasten 23, 51
Fettstühle 25, 38, 49, 52, 70, 111
Flush 50, 53, 143
Fruchtsäfte 37, 101f., 105, 206, 226
Fruktooligosaccharide 108, 206
Fruktose, Fruchtzucker 29f., 30, 35, 37, 39, 54, 77, 88, 92f., 95f., 99, 105, 110, 128, 139, 205f., 212f., 226f.
Fruktoseintoleranz 29, 54, 56, 87, 94, 194, 208, 212f., 225

Register

–, hereditäre (HFI) 94, 226
–, intestinale (IFI) 94, 110, 226
–, sorbitabhängige intestinale 111, 208
Fruktosemalabsorption 44, 85, 94, 96f., 99f., 104, 108, 123, 126, 171, 225f.
–, sorbitabhängige 111, 114
Diagnose 104f.
Selbsttest 60ff.
zu meidende Nahrungsmittel 105ff.

Galaktose 93, 95, 115f., 132, 139
Gallenblase 20
Getreide 159f., 181
Allergien 182f.
–unverträglichkeit 159–183, 176ff.
Gliadin 159, 161, 183, s. a. Gluten
Glukose 92f., 95, 95, 115f., 132
GLUT-1 bis GLUT-12 94ff.
Glutamat 30, 144ff., 208, 213
Gluten 30, 159, 161, 169f., 173, 215f.
–entlastungstest 65–70, 175
–unverträglichkeit 84f., 159–183, 208, 215

H1-, H2-, H3-Blocker 148, 157, 211, 231
H$_2$-Atemtest 77, 110f., 126
Hautkrankheiten 84f.
Heißhunger auf Süßes 50, 55, 98
Histamin 30, 124, 142, 146, 149f., 173, 231
H1-, H2-, H3-Blocker 148, 157f., 211, 214
–intoleranz 45, 53, 56, 85, 142–158, 173, 178, 194, 207f., 211, 213ff., 231f.
–liberatoren 143, 146, 152, 154f., 215
Selbsttest 62ff., 147
Symptome 143f.
Hyposensibilisierung 195ff., 216

IgA-Antikörper 42, 79, 165
IgE-Antikörper 42, 79f.
IgG-Antikörper 89, 165
Ileozökalklappe 102f.
Immunglobulin, sekretorisches, Typ A 26
Immuntherapie 196
Inulin 35f., 39, 92f., 108, 206

Kalzium(mangel) 227f.
Kasein 154, 215f.
–unverträglichkeit 208, 215
Kinesiologie 87f.
Kohlenhydrate 19f., 70, 95, 98, 109
–, nicht resorbierbare 129
–maldigestion 108f., 128, 194
Kolitis, kollagene 163, 172
Krankenkasse 224f.

Lactulose 139f.
Laktase 116, 122, 210
Enzymersatztherapie 127f., 136f., 210f., 227
–mangel 116f., 127, 162
Laktose 30, 39, 86, 93, 115, 129, 171, 229
–gehalt 130, 132
–gehalt im Käse 120ff., 130
Laktoseintoleranz 30, 44, 56, 85, 101f., 104, 115–141, 162, 171, 178, 194, 200, 205, 208, 210ff., 227–230
–, funktionelle 139f.
–, primäre 116f., 126f., 210
–, sekundäre 116f., 126f., 210
Beschwerden 122ff.
Selbsttest 57ff.
Lektine 178f.
Lignin 35f.
Lipasen 20

Malabsorptionssyndrome, selektive 25
Mastozytose 45, 84, 148f., 173, 216f.
Mastzellen 148, 154, 173, 215
Medikamente 129, 137–141, 142, 145, 149, 155, 158, 195, 211, 230

Register

Mehrfachintoleranzen 200–208
Meteorismus 50, 123
Migräne 32, 85, 125
Mikroorganismen im Darm 22f.
Milch 88, 115, 129f., 132, 227
 –eiweiß 30, 88
 –produkte 30, 37, 115, 121f., 129f., 132, 227, 229
 –produkte, laktosearme 131f.
 –pulver 115, 122, 133, 135
 –zucker 37, 77, 86, 88, 93, 101, 115, s. a. Laktose
Müdigkeit nach dem Essen (postprandiale) 31, 48, 97, 100, 124, 162
Mundgeruch, schlechter 114
Mykotoxine 182

Nahrungsergänzungsmittel 136, 232ff.
Nahrungsmittel, funktionelle 33
 –, glutenhaltige und glutenfreie 68
 –allergien 41f., 184–197, 207f.
Nahrungsmittelintoleranz s. a. Nahrungsmittelunverträglichkeit
Nahrungsmittelunverträglichkeiten 41–45
 –, IgG-vermittelte 42, 79
 –, sekundäre 82
 Beschwerden 48–55
Neurodermitis 54, 85, 216
Non-H₂-Producer 77, 105
Non-Responder 168

Obst 29, 37, 99, 101, 105, 107, 110ff., 114, 206, 226
Oligosaccharide 35
Osteoporose 228
Overfeeding-Syndrom 24, 39

Pastatest 49
Pektine 36
Phytinsäure 179f.
PMS, prämenstruelles Syndrom 55, 84
Prä- und Probiotika 33, 36, 39, 138, 231

Pricktest 79f., 147
Provokationstests, orale 80, 147
Pseudoallergie 53
Psychosomatische Erkrankungen, 38, 83f., 100, 110

RAST-Test 79ff.
Reizdarmsyndrom 38, 51, 97, 100ff., 162
 –, glutensensitives 172–176
Resorptionsstörungen 38, 107f.
Rotationsdiäten 71
Rotwein 32, 149, 155

Saccharide 92f., 108
Saccharose 93, 107, 226, s. a. Haushaltszucker
Säureblocker 20
Screening, immunologisches 88f.
Selbsttests 56–71
Serotonin 24, 55, 97ff., 102
SIBOS 102, 117, 138, 179, 181, 210
sIgA 26
Small intestinal bacterial overgrowth Syndrome, 102, 117, 179
Sodbrennen 100, 124
Sorbit 37ff., 93, 99, 106f., 110–114, 128, 171, 205f., 212f.
 Diagnose 110
 –gehalt in Lebensmitteln 112f.
 –intoleranz 110, 111, 126, 171, 194, 208, 212
 –malabsorption 44
 –malabsorption, isolierte 110
Spätreaktionen 54, 85
Sprue, einheimische 161
Stachyose 35, 108, 129
Stärke 24, 36, 40, 92f., 108f.
Statistik 32
Stoffwechselprodukte 21
Stuhl(beschaffenheit) 21, 35, 51f., 100, 124, 200
Süßstoffe 37f.

Register & Bildnachweis

TCM 86f.
Tryptase 148
Tryptophan 55, 98f., 150

Überernährung 24, 39
Untersuchungen, ärztliche 74–89

Verbascose 35, 108, 129
Verdauungssystem 18–28
Verstopfung 38, 49, 51f., 100f., 162, 174
Vitamine 33, 226

Weizen 88
   –keimlektin(unverträglichkeit) 177f.
   –kleber 30

Xylit 38, 99, 111, 128

Zöliakie 43, 83, 136, 159, 161ff., 183, 230
   Diagnose 164–167
   Symptome 162f.
   Therapie 168ff.
Zucker 37, 92f. 95, 128
   Haushalts- 92, 96, 99, 107, 226
   Mehrfach- 92f., 95, 108
   Schleim- 93, 116,
   s. a. Galaktose
   Trauben- 77, 92f., 96, 107, 116, 227,
   s. a. Glukose
   Zweifach- 92f., 115, 139
Zuckeralkohole 37, 93, 111, 114, 128, 205
Zuckeraustauschstoffe 37f., 111, 206
Zungenbrennen 50, 53

Bildnachweis

Fotos im Innenteil
Crazy mother shotshop: S. 34, 159
Cyclus Visuelle Kommunikation: S. 3
Imagesource: S. 48
MEV: S. 6 unten, 41, 72/73, 200
Photo Alto: S. 142
Photo Disc: S. 65
Pixland: S. 18, 184
Stockbyte: S. 5, 6 oben, 7, 9, 10, 16/17, 46/47, 90/91, 92, 115, 198/199, 209, 222/223
Studio Nordbahnhof: S. 224
Bernhard Widmann: S. 29
Michael Zimmermann: S. 56, 74
Die abgebildeten Personen haben in keiner Weise etwas mit einer der Krankheiten zu tun.

Zeichnungen: Andrea Schnitzler, Innsbruck

Gut leben trotz Nahrungsmittel-unverträglichkeit

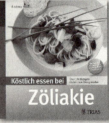

Andrea Hiller
Köstlich essen bei Zöliakie
€ 19,95 [D] / € 20,60 [A] / CHF 34,90
ISBN 978-3-8304-3677-5

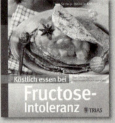

Thilo Schleip
Köstlich essen bei Fructose-Intoleranz
€ 19,95 [D] / € 20,60 [A] / CHF 30,90
ISBN 978-3-8304-3916-5

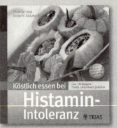

Thilo Schleip
Köstlich essen bei Histamin-Intoleranz
€ 19,95 [D] / € 20,60 [A] / CHF 30,90
ISBN 978-3-8304-3898-4

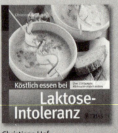

Christiane Hof
Köstlich essen bei Laktose-Intoleranz
€ 19,99 [D] / € 20,60 [A] / CHF 28,-
ISBN 978-3-8304-6061-9

**In Ihrer Buchhandlung
Titel auch als E-Book**

Weitere Bücher zum Thema:
www.trias-verlag.de